JN015196

元・陸上自衛隊特殊作戦群医官が、雪国にいったら、毎日が医療ドラマみたいだった件。

渡邉覚文
Akifumi Watanabe

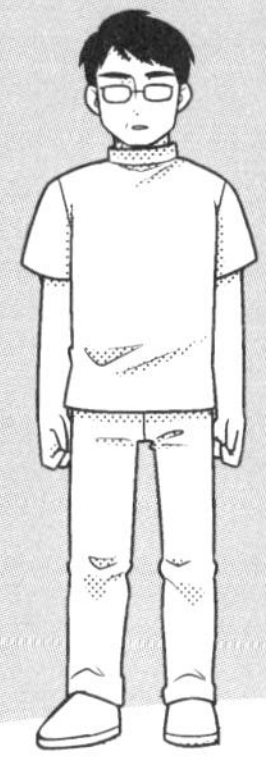

CROSSMEDIA PUBLISHING

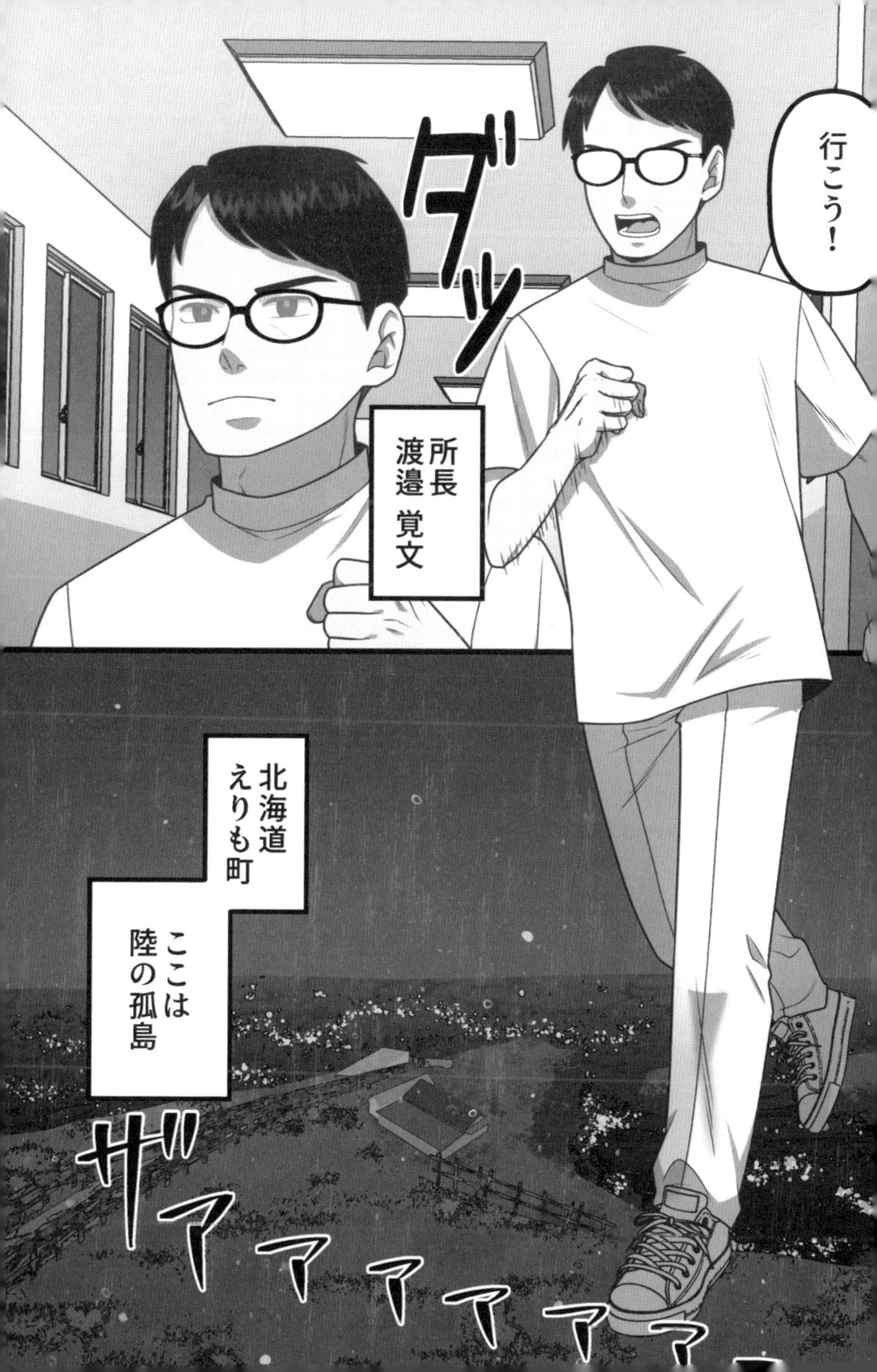
行こう！
ダッ
所長
渡邉 覚文
北海道
えりも町
ここは
陸の孤島
ザアアアアアア

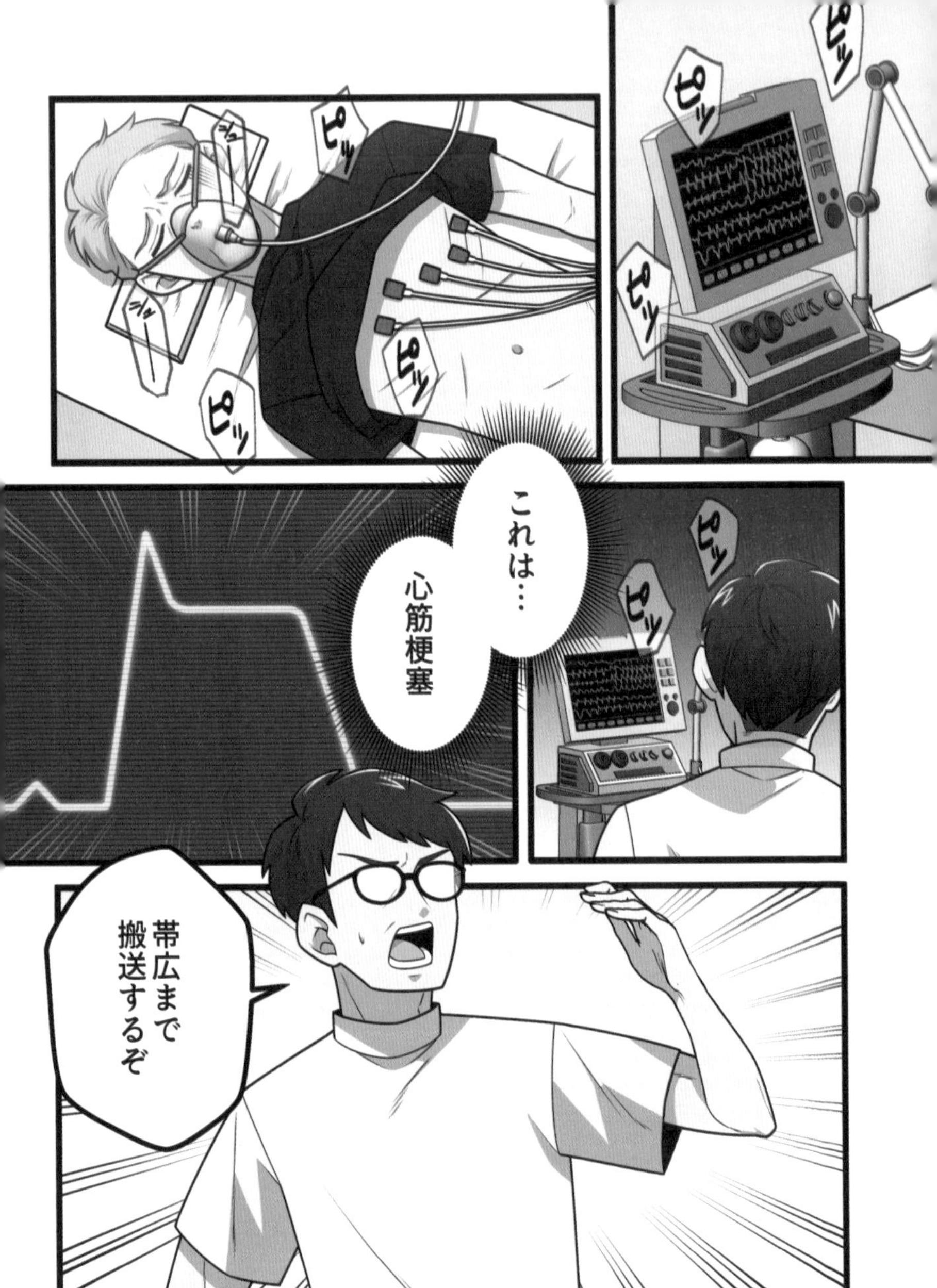
ピッ
ピッ
ピッ
ピッ
ピッ
ピッ
これは…
心筋梗塞
ピッ
ピッ
帯広まで
搬送するぞ

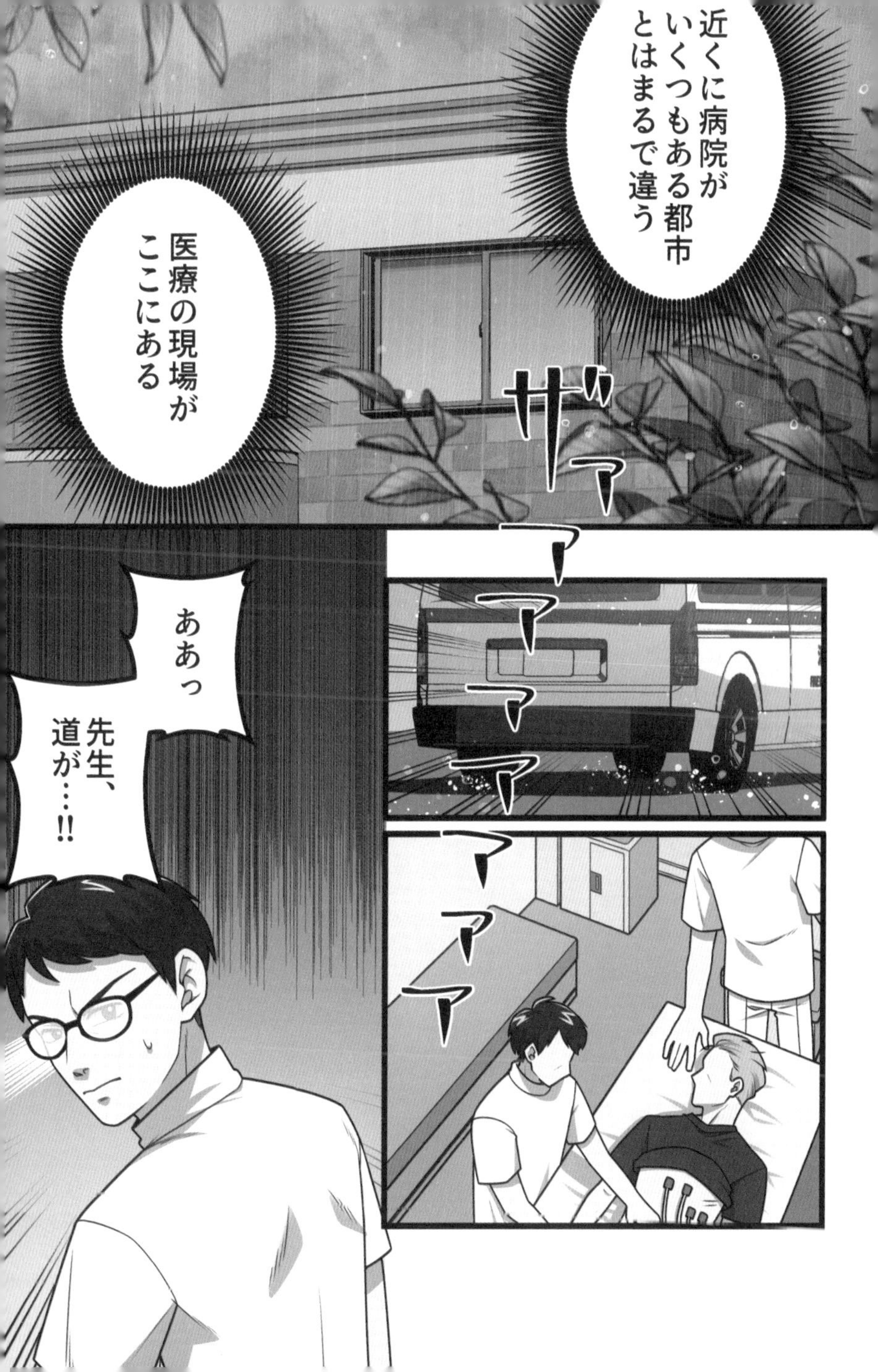
近くに病院がいくつもある都市とはまるで違う
医療の現場がここにある
ザァアアアアアアア
ああっ
先生、道が…!!

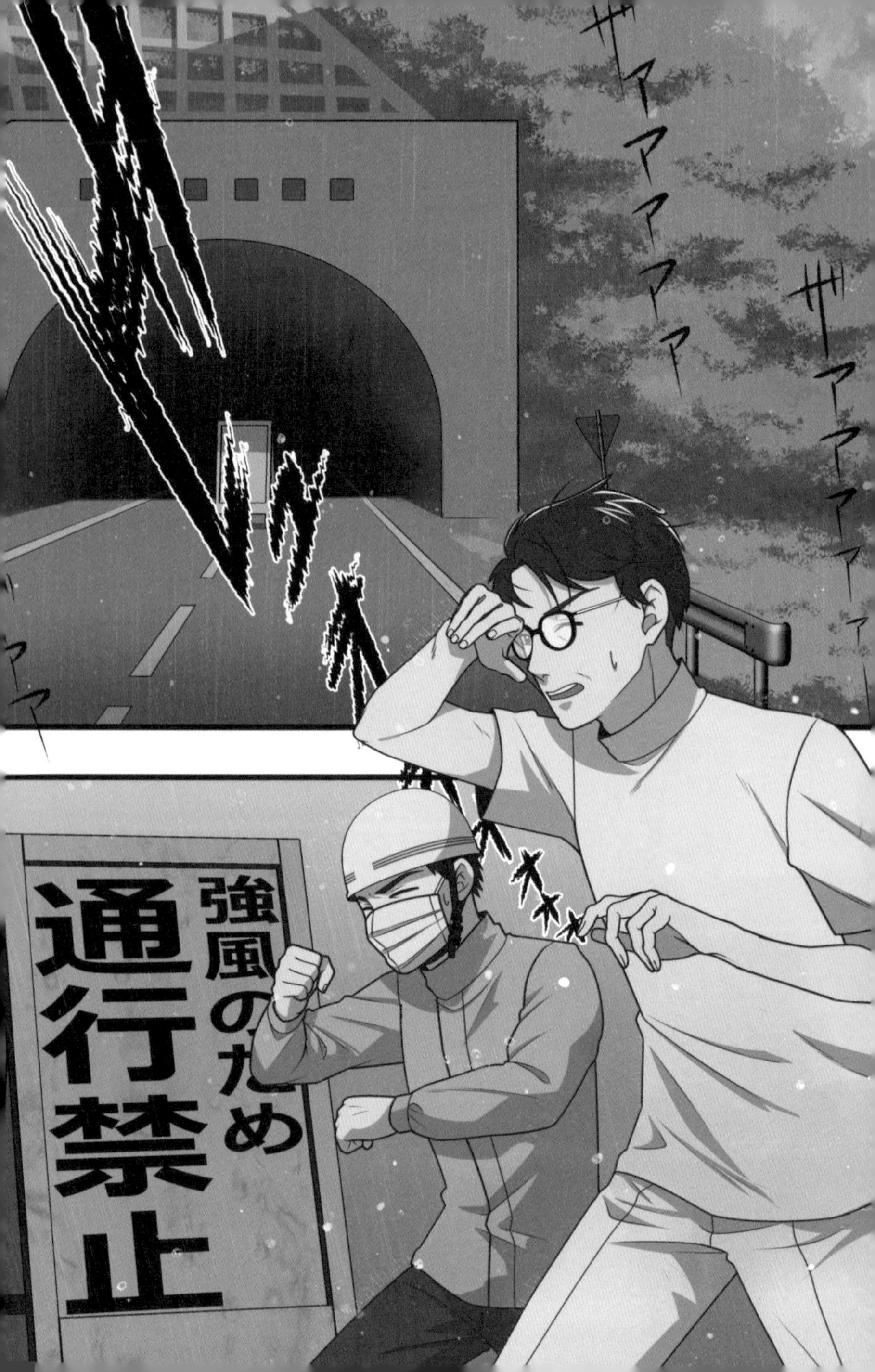
ザァァァァァ
ザーァーァーァーァー
強風のため
通行禁止

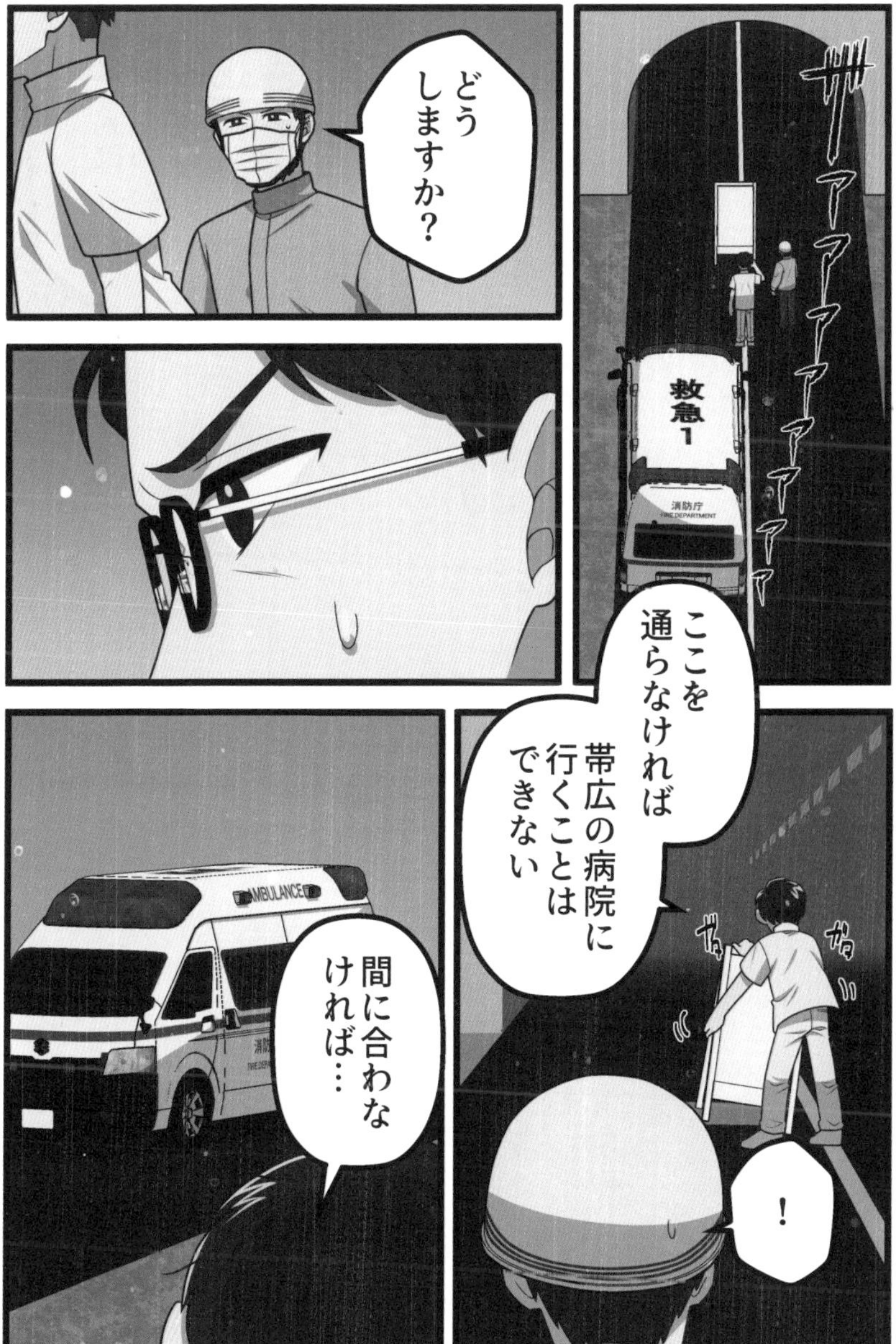

ザァァァァァァァァ
救急1
消防庁
FIRE DEPARTMENT
どうしますか?
ここを通らなければ帯広の病院に行くことはできない
!
AMBULANCE
間に合わなければ…

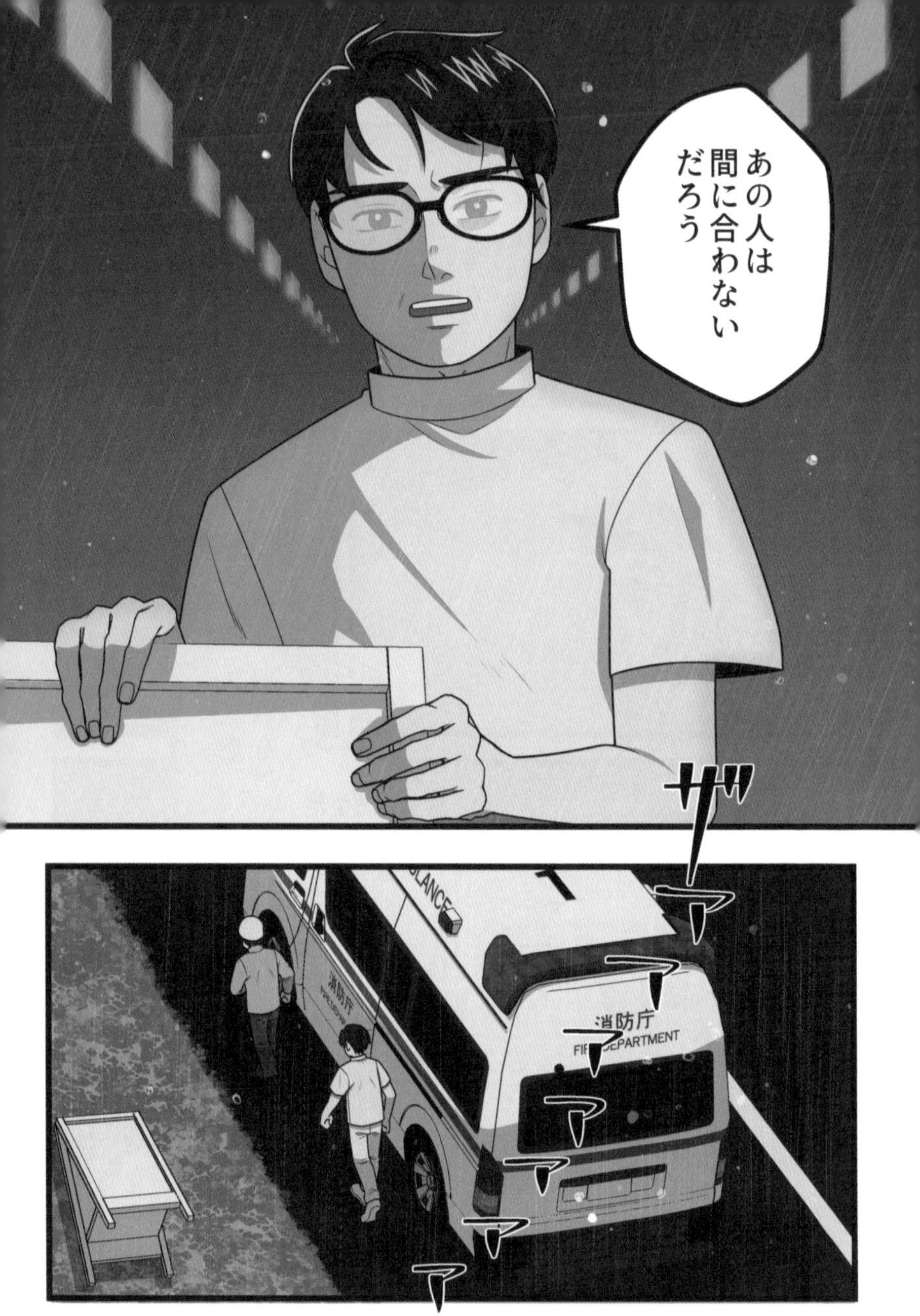
あの人は
間に合わない
だろう
ザザァァァァァァァ
消防庁
FIRE DEPARTMENT

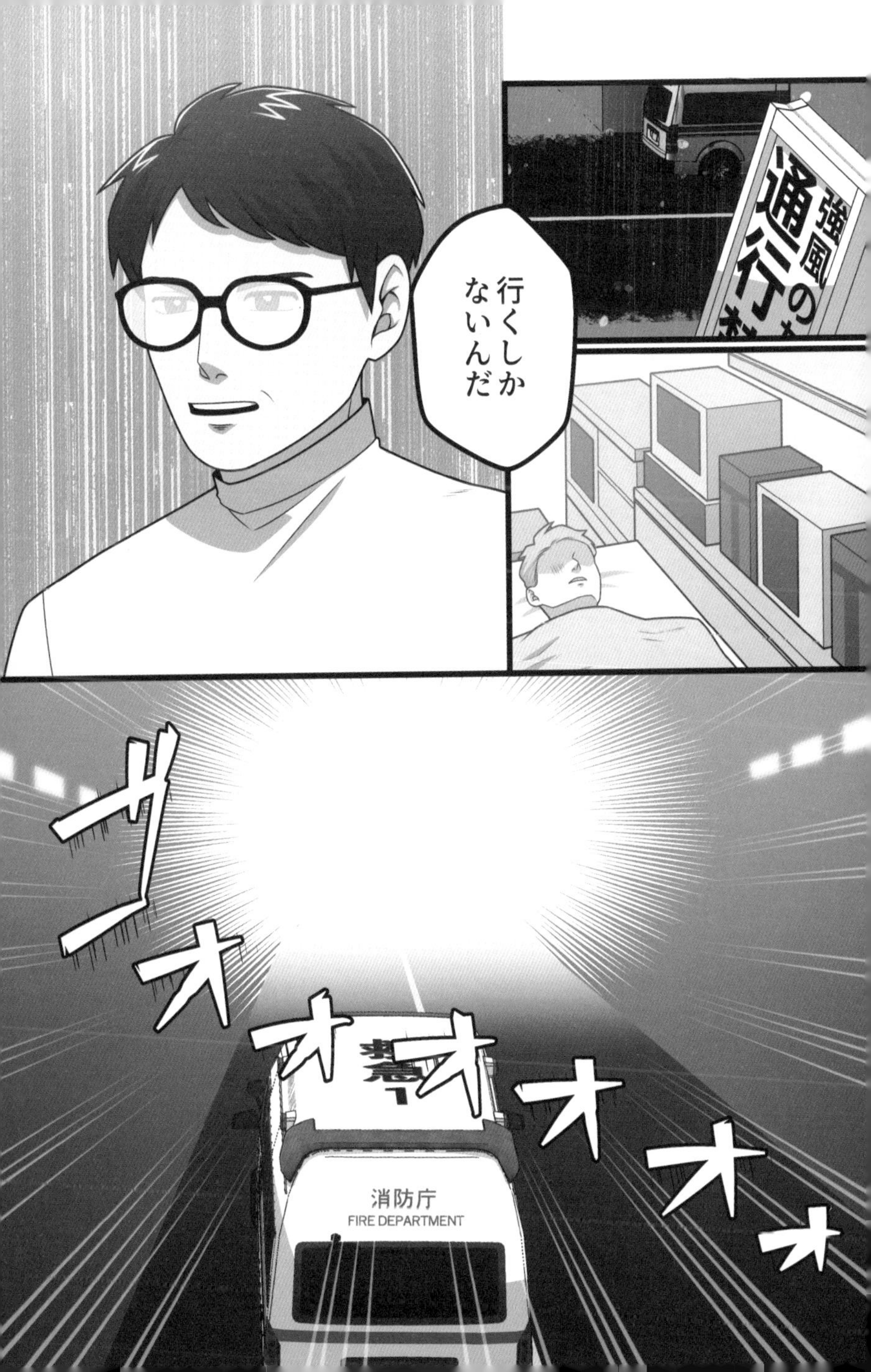
強風の
通行
行くしか ないんだ
ゴオオオオオオ
消防庁
FIRE DEPARTMENT

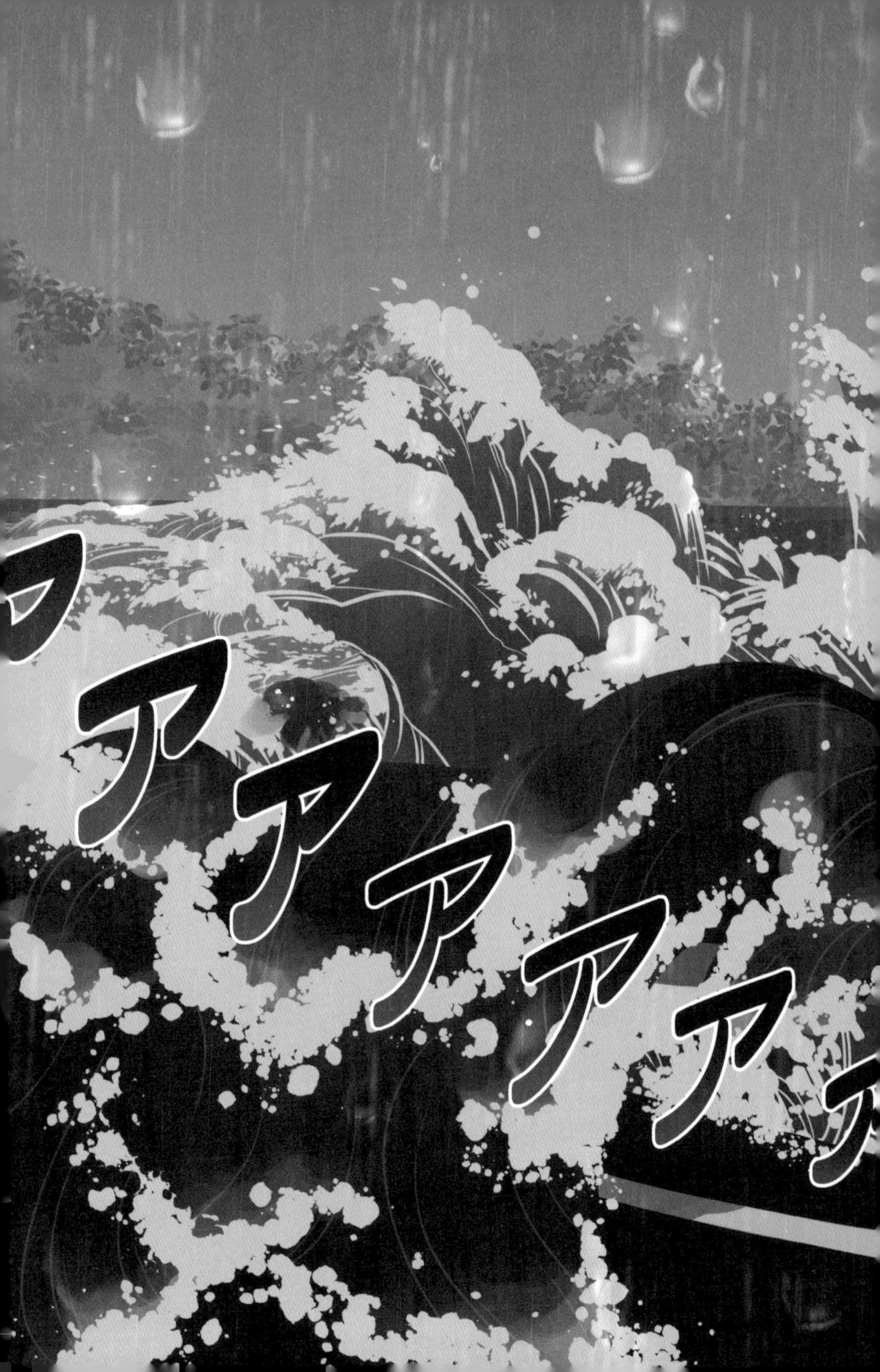
アアアアア

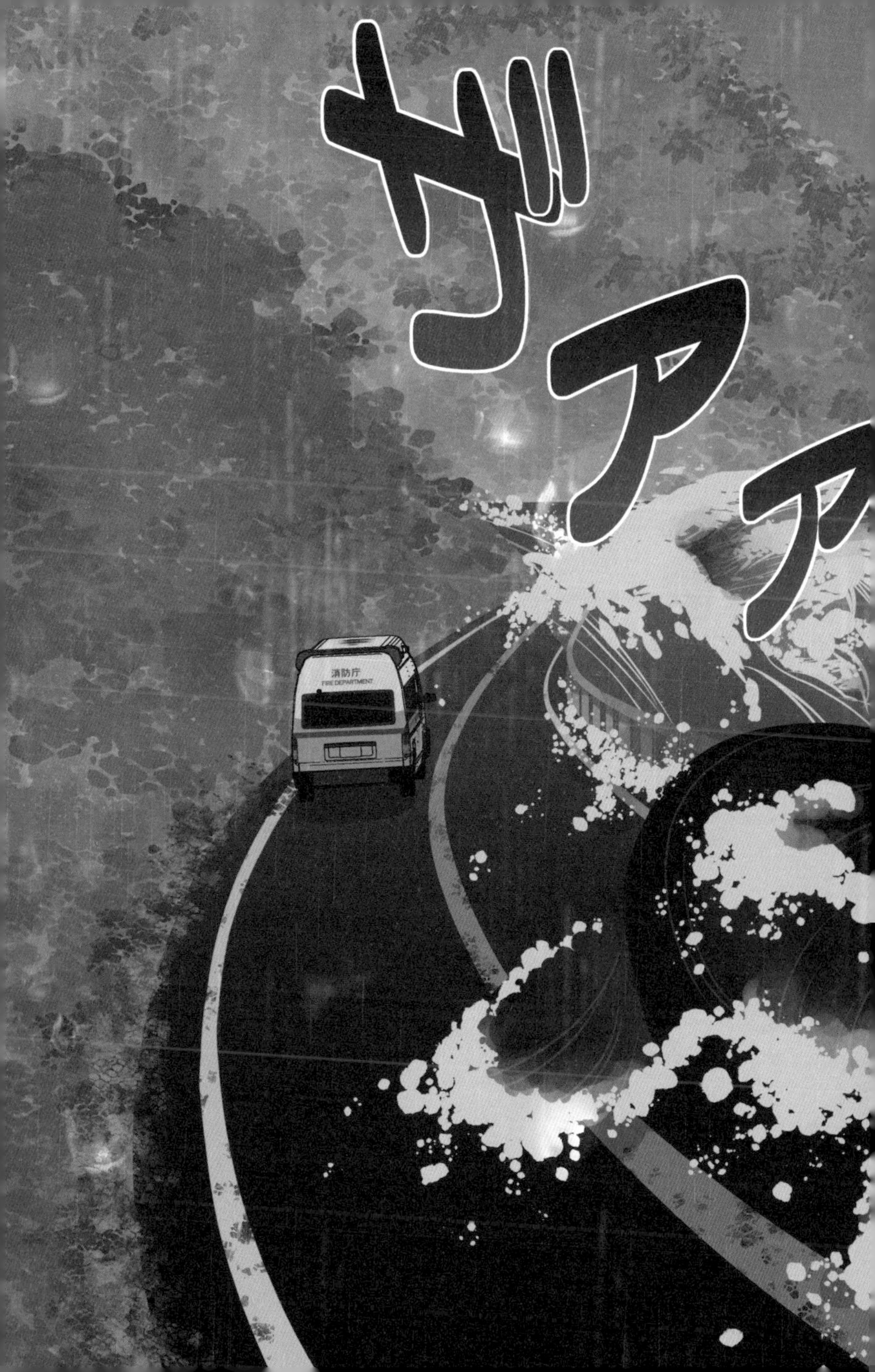
ザァァ
消防庁
FIRE DEPARTMENT

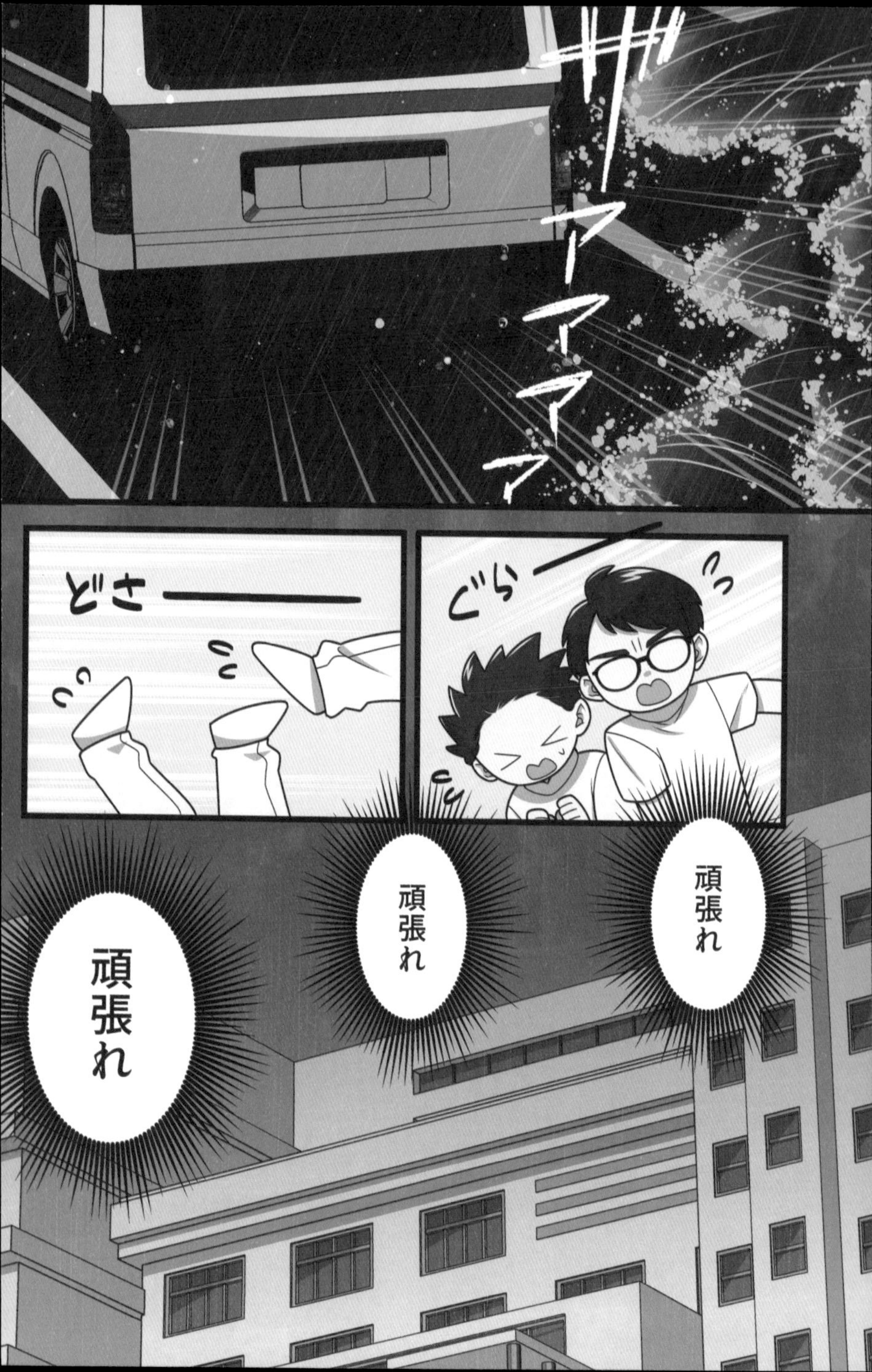
ザァーァァァァ
ぐら――
どさ――――
頑張れ
頑張れ
頑張れ

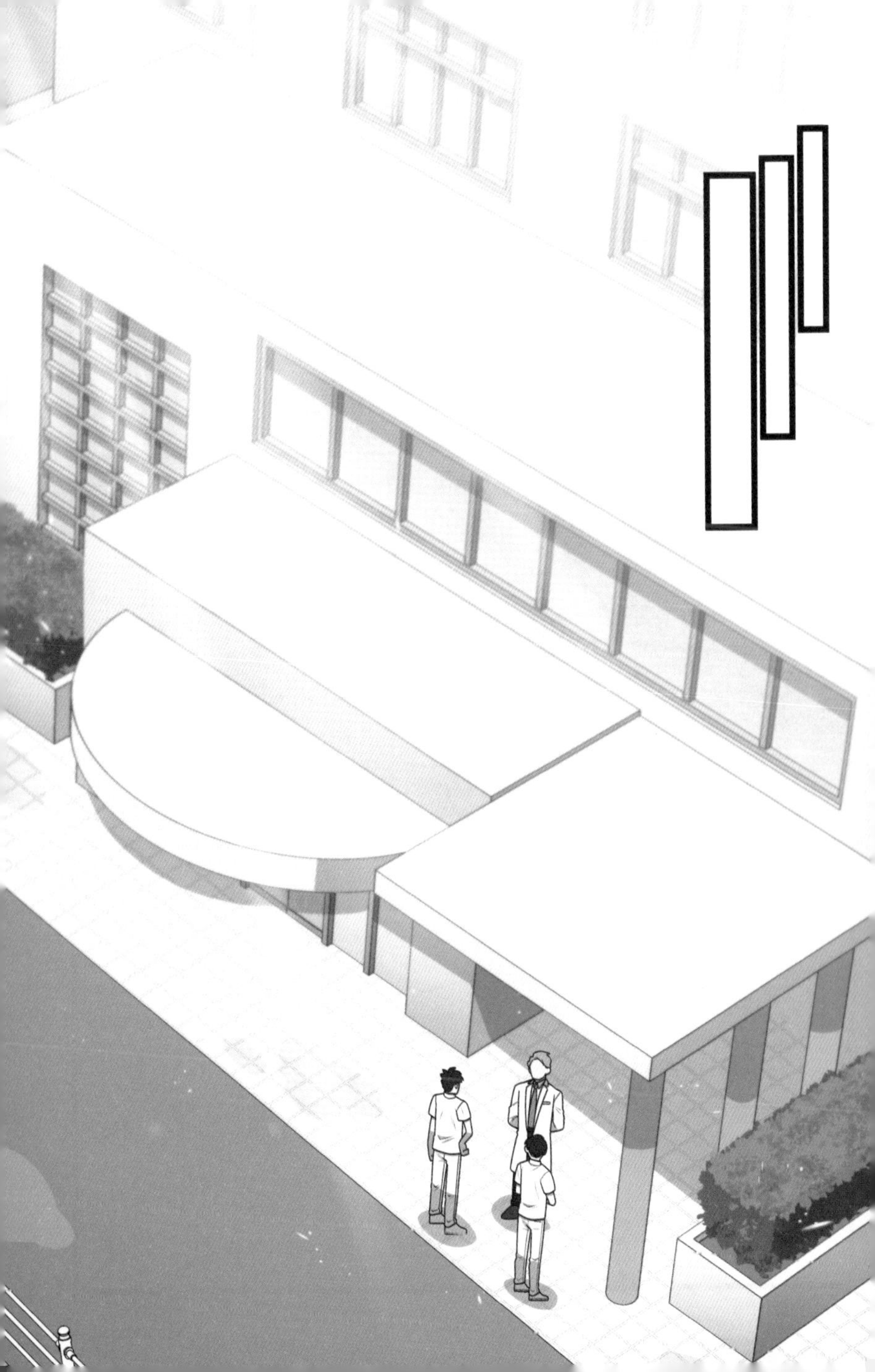

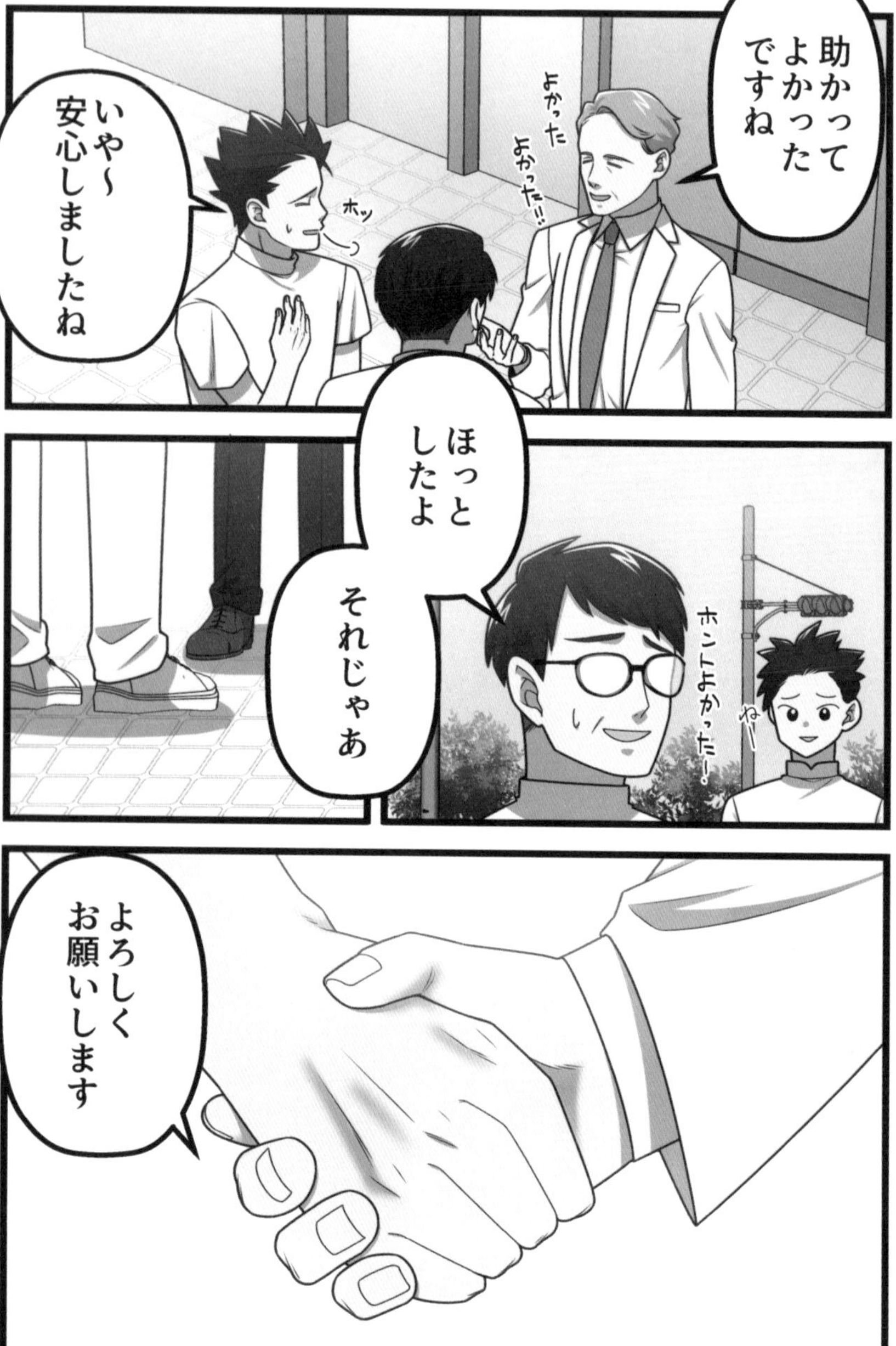
助かって
よかった
ですね
よかった
よかった!!
ホッ
いや〜
安心しましたね
ほっと
したよ
それじゃあ
ホントよかった
ねー
よろしく
お願いします

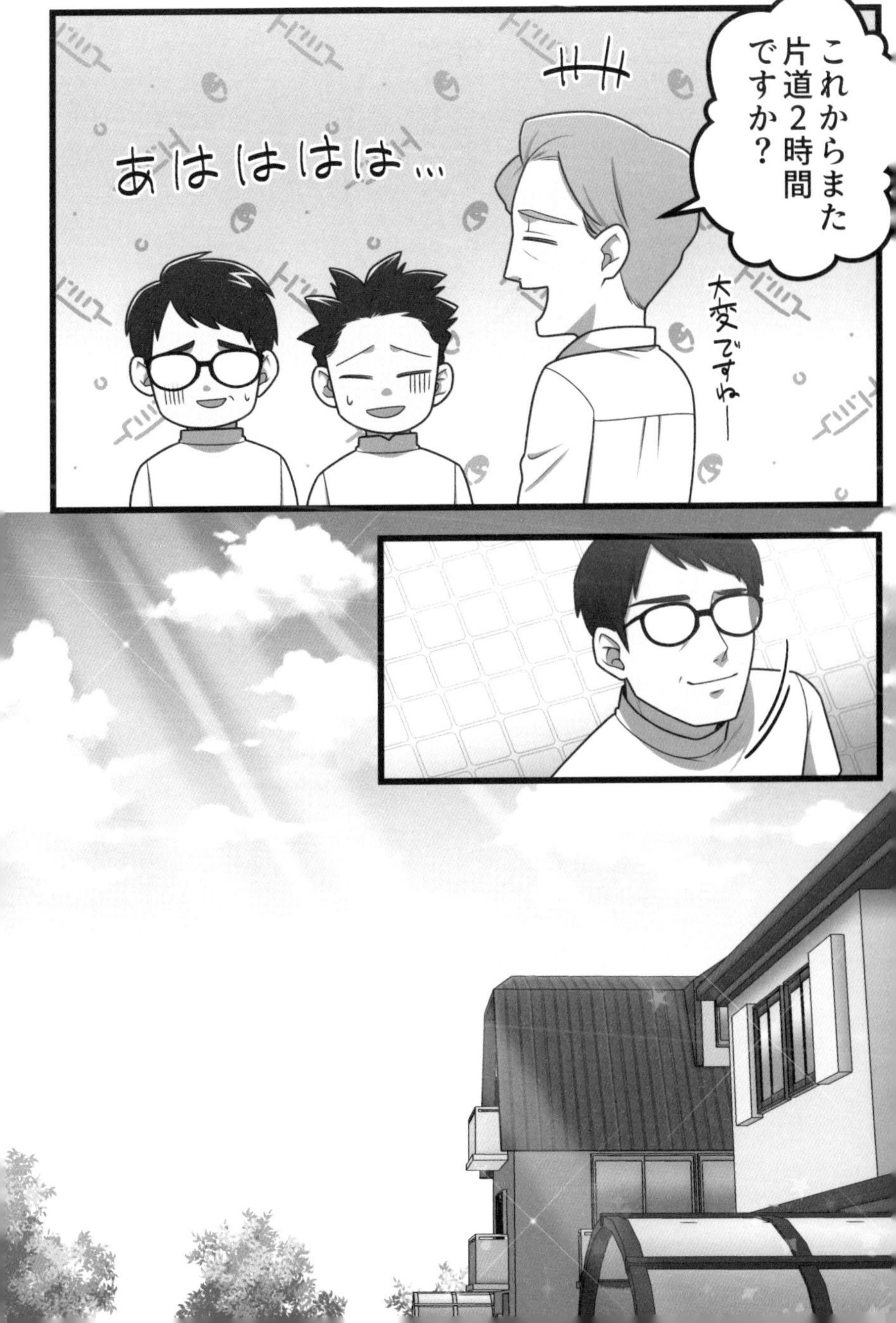
これからまた片道2時間ですか？
大変ですねー
あはははは…

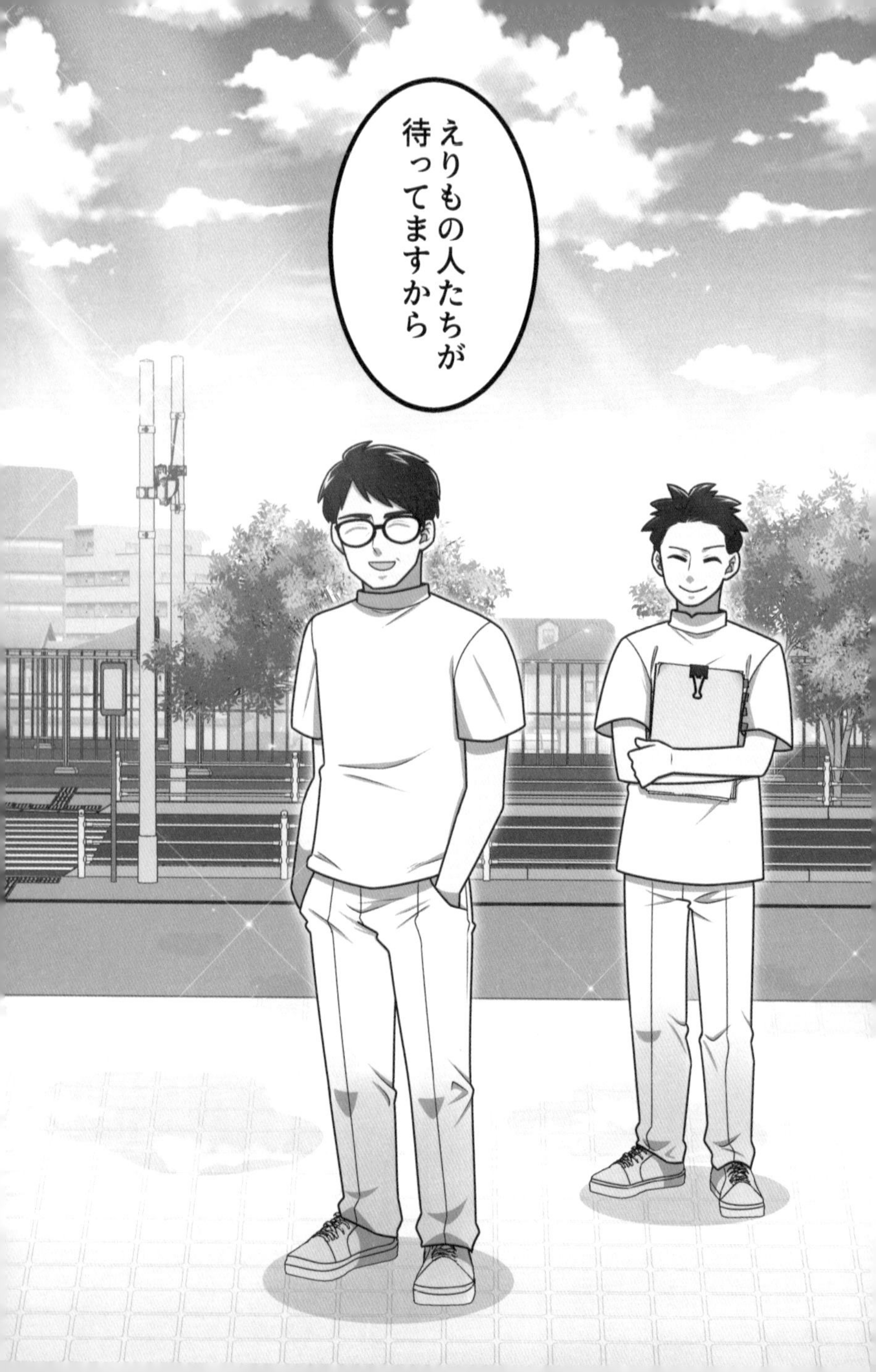
えりもの人たちが待ってますから

はじめに

「へき地医療」、皆さんはこの言葉を聞いて何をイメージするでしょうか。
数々の困難に直面し、奮闘するお医者さんの姿？
地域の人々とお医者さんとの心温まるエピソード？

それとも、両親や祖父母が住んでいる故郷がまさに「へき地」なので、その光景を思い出す、と言う人もいるかもしれませんね。

冒頭のマンガは、「へき地医療」に携わっている医師である私、渡邉覚文《わたなべあきふみ》が実際に経験した忘れもしないエピソードであり、日常でもありました。

自衛隊の医官として働いた経験を活かせるだろうと考えて赴任した、「えりも岬」で有名なえりも町で、私は初めてへき地医療の現実を知ることになります。

限られた医療資源のなかで、最善を尽くさなければ患者さんを助けられない。

自分の専門分野なんて関係ない。

医師は自分しかいない。

そして、町の人たちはそんな自分を頼りにしてくれている……。


遭遇するのは、今までに経験のないことばかり。

そういった難局をスタッフたちと乗り越えるうちに、いつの間にか町の人たちとの間に絆も感じるようになりました。振り返ってみると、そんな日々は、まるで医療ドラマのようでした。

そこでは医官だった自分の経験を活かすことができましたが、それ以上に新たに学ぶことが数多くありました。

そういう現場を長年経験して、すっかり「へき地医療」というテーマが私のライフワークになったのです。

えりも町を離れ、同じ北海道内の別のへき地である安平町《あびらちょう》で開業した今も、その魅力に惹かれ、使命感とやりがいを持って、日々医師として働いています。
少子高齢化や地方の過疎化が進むなか、現在のへき地医療の現場が抱えている問題は、誰にとっても決して他人事《ひとごと》ではありません。

ある地域での成功事例が、ほかの地域を救うことになるかもしれない。それだけでなく、へき地という環境だからこそ実現できる医療があり、それが都会の医療を変える可能性だってあると私は考えています。
詳しくは、本書のなかでお話しするとしましょう。

「へき地医療のことを、もっと多くの人に知ってもらいたい」

この一心で、私は本書を書きました。
患者さんのプライバシーもあるので、エピソードについては少し変えたり統合したりしてはいますが、本書に綴られているのは私の実際の経験をもとにしたお話と、医師としての私の本心です。

第1章ではえりも町の診療所に赴任した当時の戸惑いを率直に、第2章では私が直面したへき地医療の現実を、第3章ではへき地医療の現場が抱える問題の解としての「予防医療」について、第4章では「これからのへき地医療がどうあるべきか」について私の考えを述べています。

あなたが医療従事者であれば、本書に書いてあることは、あなたの今後のキャリアを考えるうえで必ず参考にしていただけるはずです。

あなたがすでにへき地に住んでいる、もしくは住むことを検討している方であれば、そのような環境で医療がどのように提供されているかを知ることは、あなたの今後の人生に大きく関わる話でしょう。

そのどちらでもないけれど、何かしらに興味を持って本書を手に取ってくださった方にも楽しんでいただけるように、専門用語はなるべく使わず、へき地医療の現場で繰り広げられるドラマを味わっていただけるように書きました。

本書を読んで、少しでも「へき地医療」に興味を持ってもらえたら、著者としてこれ以上うれしいことはありません。

2023年3月　渡邉覚文

元・陸上自衛隊特殊作戦群医官が、雪国にいったら、毎日が医療ドラマみたいだった件。

目次

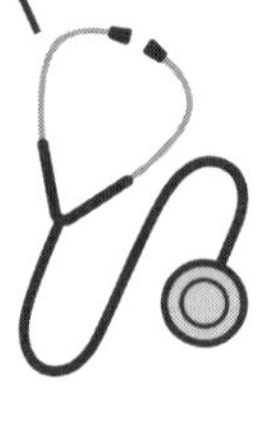

第2章

へき地医療の現実をなんとかしたい!

第3章 予防医療で地域を支える

第4章

これからのへき地医療について

第1章

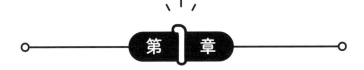

へき地医療に足を踏み入れた日

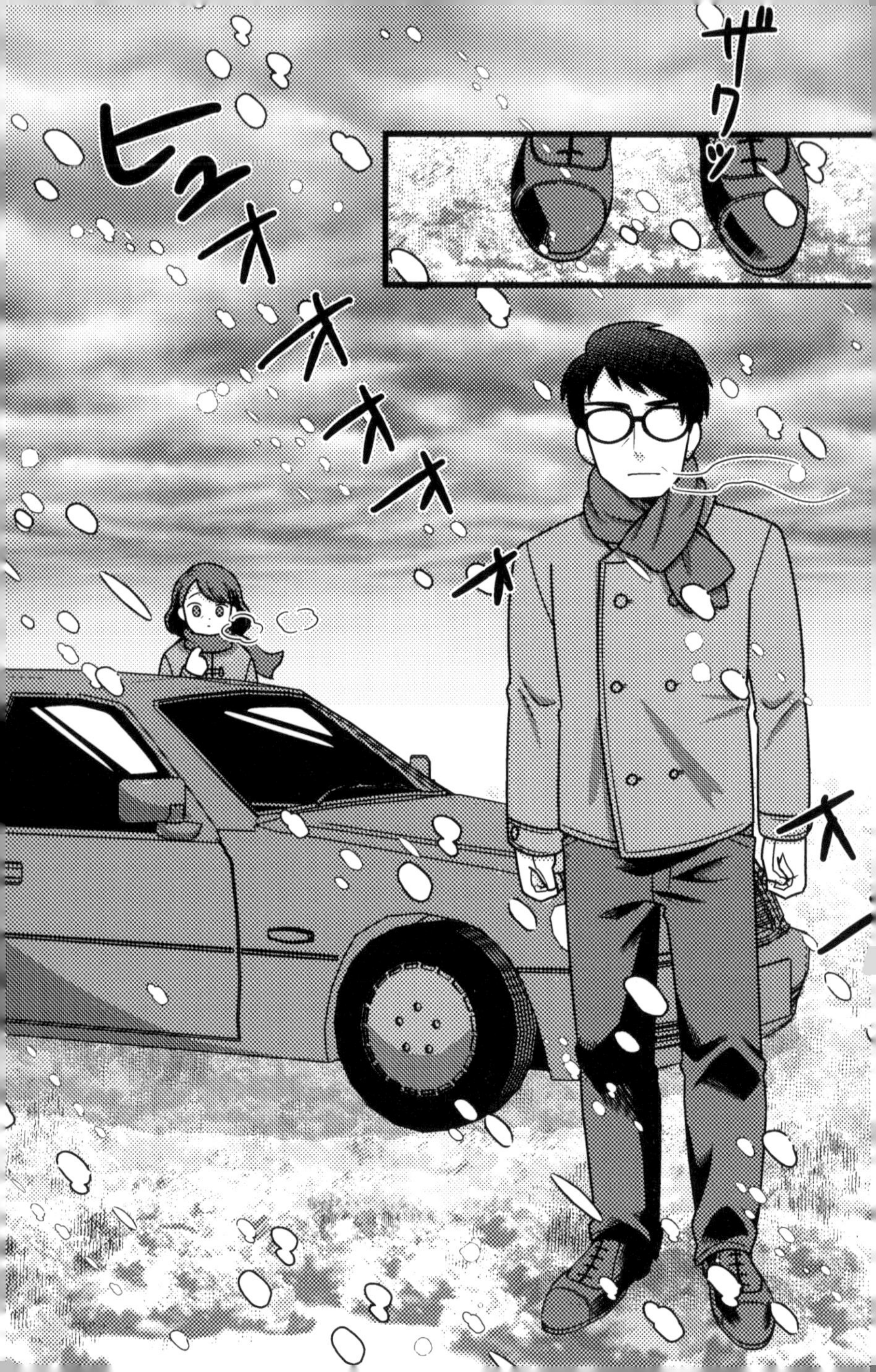
ザクッ
ヒュオオオオオ
オ

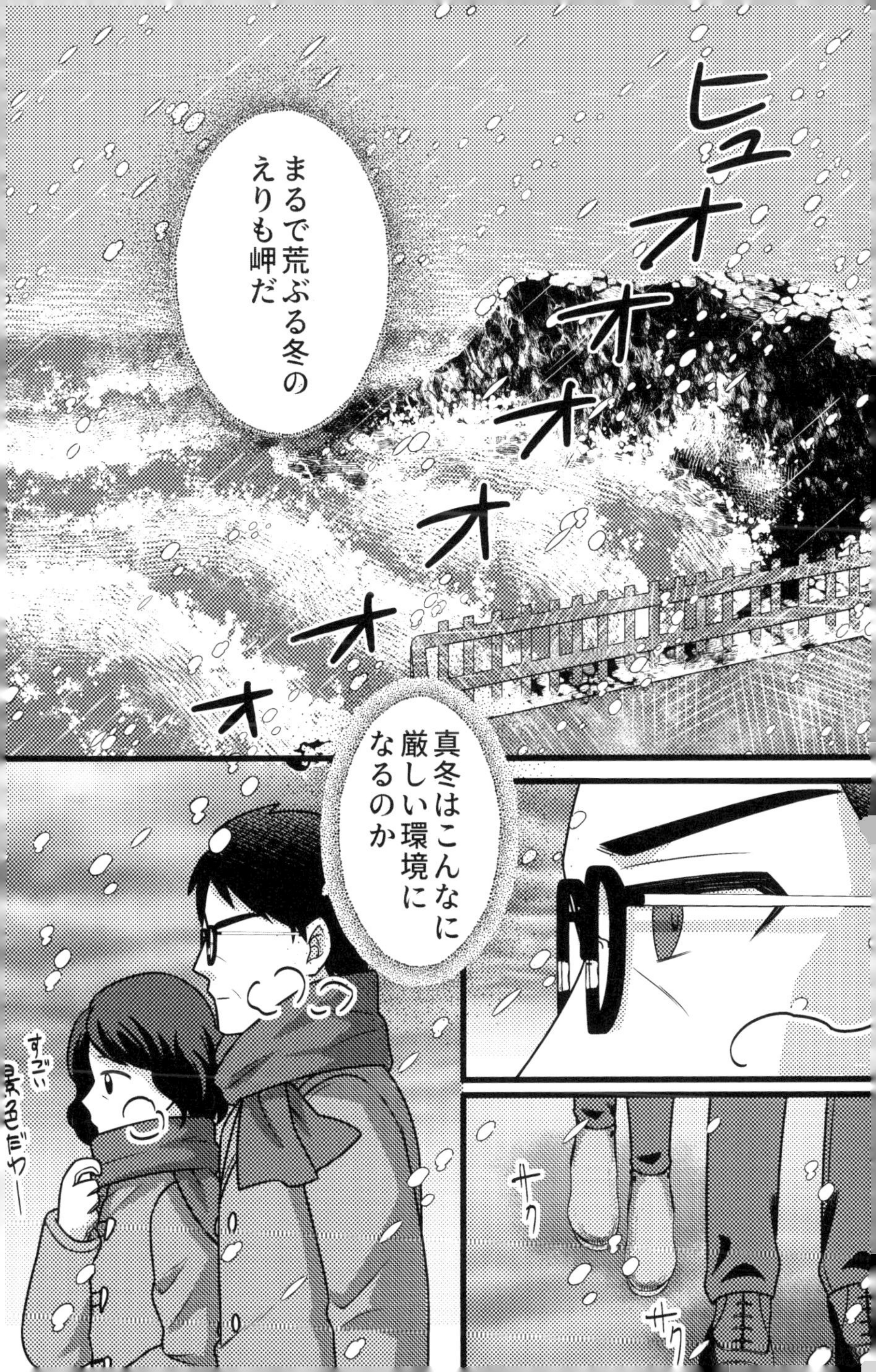
ヒュオオオオオ
まるで荒ぶる冬のえりも岬だ
真冬はこんなに厳しい環境になるのか
サク
サク
すごい景色だゎー

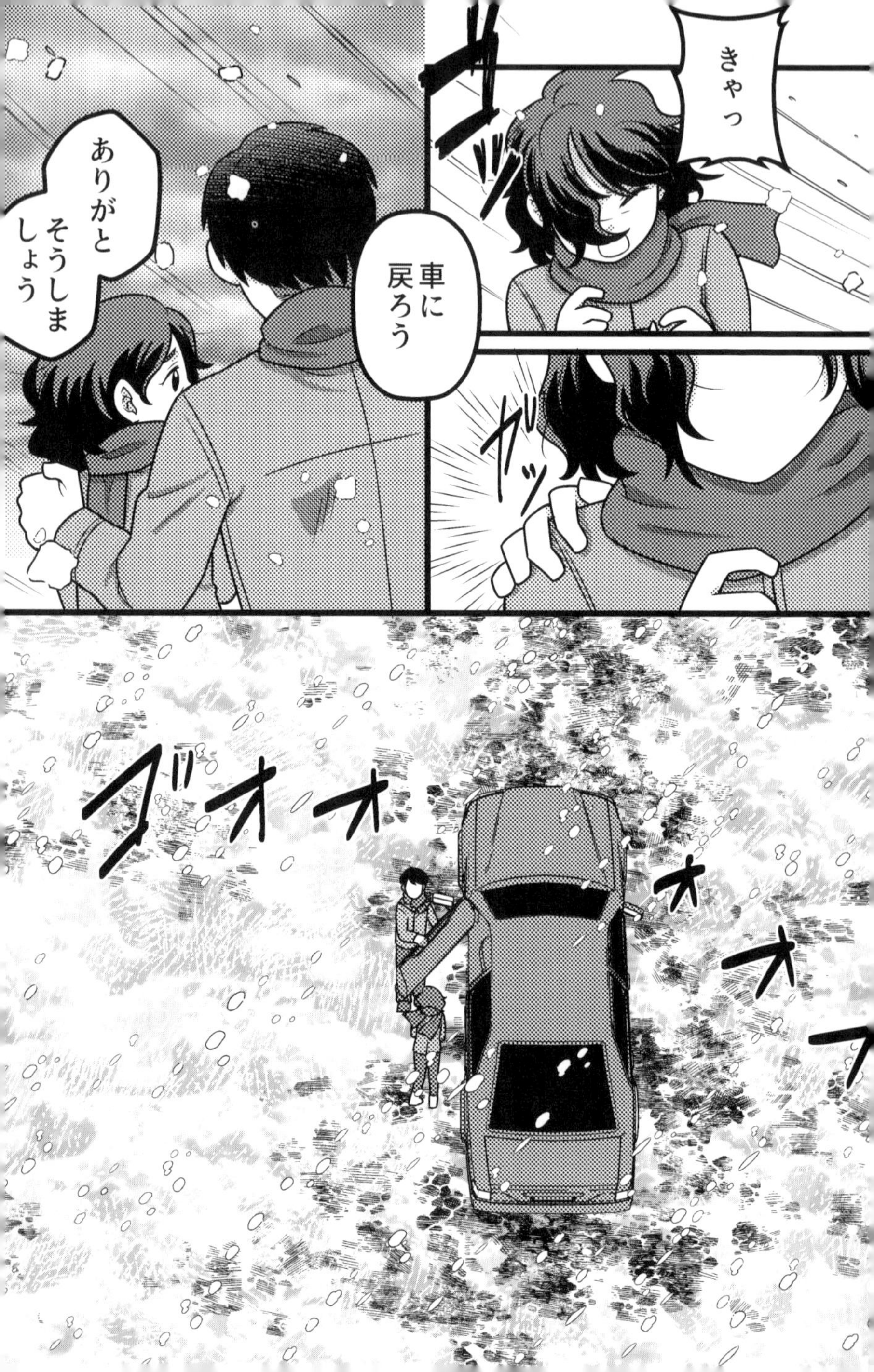
きゃっ
ガッ
車に戻ろう
ありがと
そうしましょう
ゴオオオ
オオ

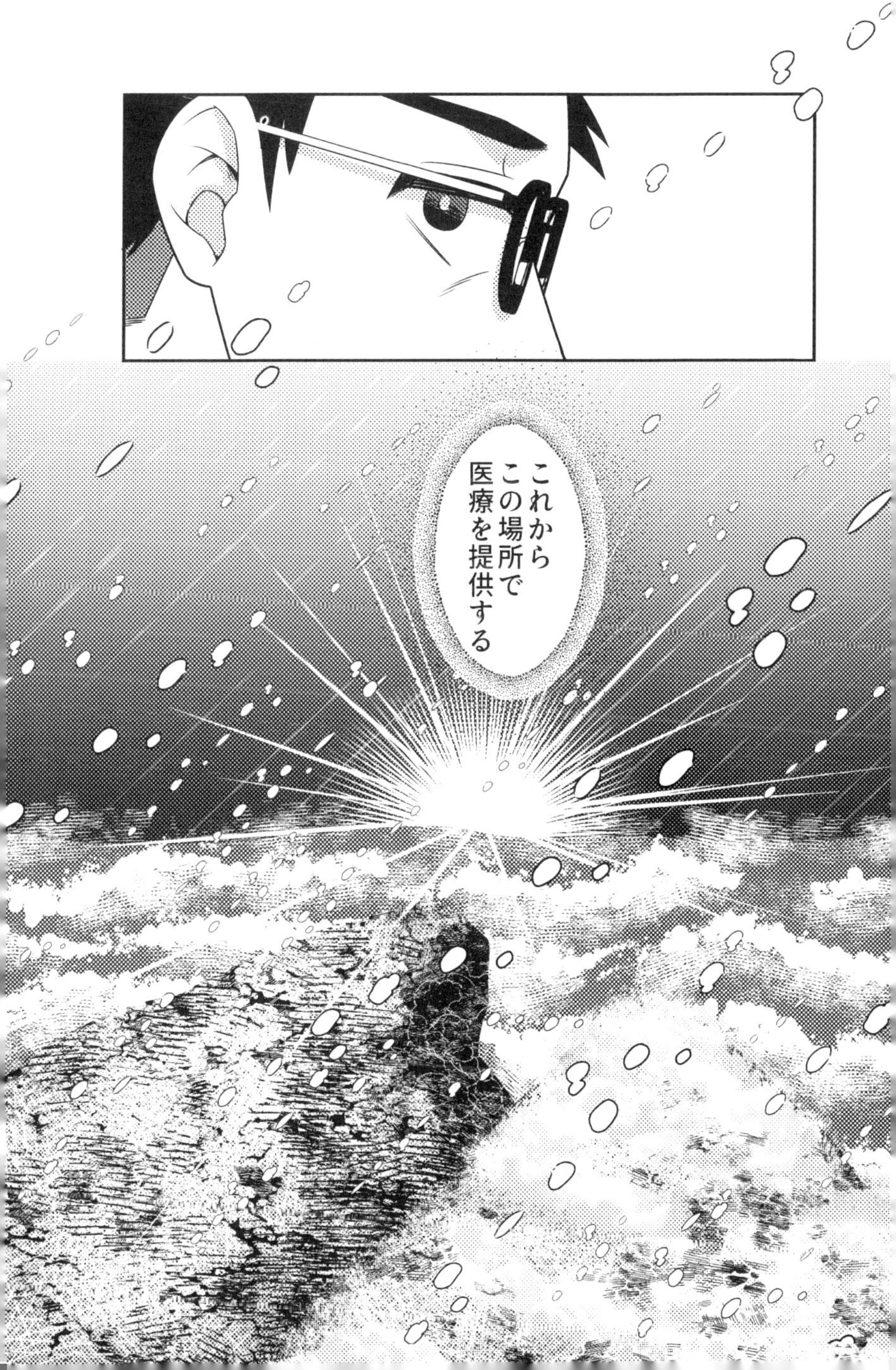
これから
この場所で
医療を提供する

「外科医」から「なんでも診るお医者さん」へ

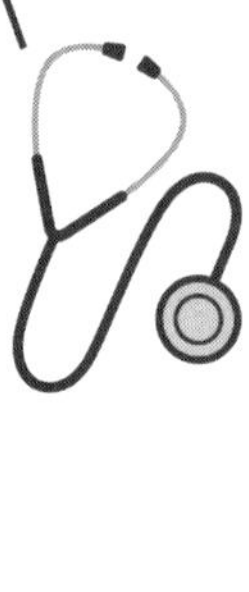

初めてえりも町の診療所を訪れた日のことは、今でも忘れられません。

季節は冬。まずは診療所の見学を、と車から出た私の体に、びゅーっと強く、冷たい風が突き刺さりました。積もった雪が風によって舞い上がり、地吹雪のように吹き上げられて、視界を塞《ふさ》いでいます。

北海道の中央部最南端に位置する、幌泉《ほろいずみ》郡えりも町。南北に連なる日高山脈の最南端に位置しているのが、えりも岬です。

えりも町は北海道でも有数の、漁業の町。夏は涼しく、過ごしやすい地域で観光の町としても発展してきました。

しかし同時に、ここは、年中強い風が吹き荒れる場所としても知られています。とくに真冬は凄まじい強風と雪で、とても厳しい環境になるのです。

以前、夏の時期にえりも岬を訪れたことがあります。そのときは、とても穏やかで綺麗な海だという印象を持っていました。

しかしその極寒の日、私の想像とはまったく違った景観が、目の前に広がっていました。

車の外はあまりにも寒く、岬のほうでは海が荒れて波が高く上がっています。海岸線の近く、車が走る道路にまで、バシャーンと波が押し寄せている。

まるで「荒ぶる冬のえりも岬」だ——そんな表現が頭に浮かびました。

気軽な気持ちで見学に来ていた私は、その極寒の環境を見据えた服装をしていませんでしたから、これはまずいと思いました。慌てて妻を連れて車に戻ろうとして、妻が転んでしまったほどです。

――とんでもないところに来た！

それが私の、えりも町との出合いでした。

真冬のその日、診療所を見学した後は、順調に採用の話が進みました。そして春には、えりも町の診療所で働くことになりました。

えりも町の診療所に赴任する以前、私は2年間、千葉県にある大きな総合病院の外科に勤務していました。

そこは重厚な手術室や最新の医療設備が整い、約400もの病床を持つ日本有数の医療施設です。診療科目も、内科や外科に加えて、呼吸器内科、消化器内科、心臓血管外科など、臓器別に細かく科目が分かれ、専門医が揃っています。

今、日本の大きな総合病院ではこのように、医療が高度化するのに伴って、細分化、専門化が進んでいます。医師ひとりが対応する内容も、どんどん深く狭くなっています。

私も外科で、胃がん、大腸がん、すい臓がん、肝臓がん、乳がん、甲状腺がんなどのがんの手術経験を重ねていました。

その病院の環境と比べると、えりも町の診療所は何もかもが違いました。

私が赴任した当時、えりも町の人口は４７００人ほど。周辺にほかの病院はありませんから、町の人たちは医師の診察を受けたいとなったとき、まず、この診療所を訪れることになります。

病床数はわずか19床。医療設備は、全身ＣＴスキャナーやＸ線撮影装置などは揃っていますが、難しい手術を診療所のなかでおこなうことはできません。診療所で一次的な処置をして、必要な処置のできる設備の整った専門病院へと送ることになります。

診療所には私のほかに、内科の先生がひとり。私は外科医として赴任しましたから、当初は外科の仕事だけやるのかなと思っていました。

しかし、医師がふたりしかいない診療所のため、交代して休みを取る必要があります。自ずと、内科の患者さんも含め、ひとりでさまざまな症状の患者さんを診なければいけない状況が、たびたび訪れました。

ほかにも「自分ひとりで、ここまでするのか」と面食らった場面はあります。たとえば脳出血や脳梗塞、くも膜下出血などの疑いがある患者さんが来た場合。まずCT検査をして何の病気かを判断しなければいけません。CT検査というのは、検査台に寝た状態で、筒状の機械に入って、身体の断面図を撮影する検査です。

大きな病院の場合、放射線を使って画像を撮影する専門家である放射線技師がだいたいCT撮影をします。ところが診療所には、放射線技師が常にいるわけではありません。

通常、医師自身がCT撮影をすることはなかなかないのですが、必要なときには、私が撮影をして、病気を判断する必要がありました。

――へき地で求められているのは「外科医」ではない。全身が診られる「総合診療医としてのスペシャリスト」だ。

そう私は感じました。そして、体の一部分ではなく、全身を診るお医者さんとしての生活が始まったのです。

最初のうちは、専門外の分野については前任の先生の処方を確認し、それを参考にしながら診療や処方にあたりました。

もちろん外科専門で診察していたときとは違い、他科の専門的な知識も学ぶ必要があります。医師同士の勉強会などに参加しながら、実地での患者の治療を通じて、学びを深めていきました。

戦地の「前線」から、日本医療の「前線」へき地へ

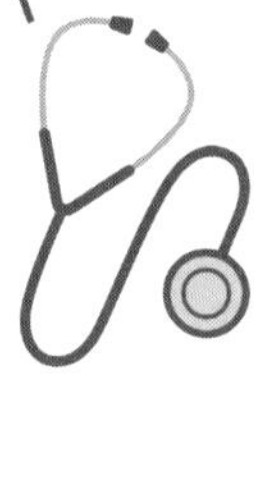

ただ、限られた設備のなか、幅広く診療をすること自体が初めてだったわけではありません。

実は、えりも町でへき地医療に携わろうと考えた背景には、私の、医師としてはちょっと特殊な経歴があったのです。

ここで少し、大きな総合病院に勤める以前、私がどのような医療に携わっていたのか、そして、なぜへき地医療に携わることになったのかをお話ししましょう。

「防衛医科大学校」を知っていますか？

一般の大学と違い、医師としての幹部自衛官を養成する、日本唯一の医科大学校です。私は1995年に、その防衛医科大学校を卒業しました。そして2005年に退官するまで、陸上自衛隊医官として防衛医大や、自衛隊中央病院に勤務していたのです。

医官とは、医師の資格を持つ自衛官のこと。一般的な軍隊でいえば、軍医にあたる役割です。

研修医を終えた最初の勤務地は北海道の帯広で、道東の防衛警備を主な任務としていた、陸上自衛隊の第5師団で働きました。北海道との縁ができたのは、このときです。

自衛隊医官として働くなかで、アメリカの軍の特殊作戦センターというところに留学したこともあります。

そこでは、戦争において敵と接触する「前線」での医療について学びました。味方のたくさんいる場所であれば、医療の設備や道具もある程度用意して、複数人で治療にあたることができます。

でも、敵がすぐ近くにいる可能性のある前線では、医療のリソース（資源）も、医師の数も、自ずと限られます。医療の設備や医療にあたる人材が十分にある環境とは、とても言えない。

それでも、やれることをやる。

そんな実践的な医療の姿が、そこにはありました。

「へき地では医師不足が深刻で、困っている」

北海道のえりも国保診療所で、外科医を募集していることを知ったのは、自衛官を退官し、大きな病院に勤めてから1年後のことでした。

へき地での医師不足の問題や、診療所では高度な医療まで提供することはできず、離れた医療機関と協力しながら医療行為をおこなわなければいけないといった話を聞き、私が真っ先に思ったのは「自衛隊医官時代の経験を活かせるかもしれない」ということでした。

周辺に病院がいくつもあるわけではない診療所です。患者も救急車も、その診療所で受け入れなくてはいけないでしょう。さらには総合病院とはわけが違い、設備も人材も、すべての医療資源が限られた状態です。

それはまさに「前線」でした。

だからこそ、医師個人の実力が試される。医療資源の限られた場所だからこそ、可能な医療のかたちがあるのではないかと感じました。

それで、北海道でへき地医療に取り組んでみたいと思ったのです。

えりも町での医療に惹かれた理由は、それだけではありません。

私自身が帯広で働いた経験を通じて、「いつか北海道で働いてみたい」と思っていたからです。

研修医が終わり、初めての配属で帯広にて勤務していたころ、一度えりも町まで遊びに行ったことがありました。崖沿いの道をずっと車で走った先に、えりも岬が見えてくる、あの景色の美しさは、鮮明に覚えています。

そのときにはえりもの環境の厳しさは、そこまでわかっていなかったのですが、あの場所で働くことを漠然とでもイメージすることができたのです。

それに、北海道の人たちに対しても魅力を感じていました。

北海道は古く遡《さかのぼ》れば、さまざまな地域から移住してきた人たちが開拓した文化を持つ土地です。

だからか、北海道の外から来た人にも、分け隔てなく付き合ってくれるようなところがありました。よく地方移住で想像するような、閉鎖的なところがあまりなくて、「よく来たね」と歓迎してくれるイメージです。

自衛隊医官だったころに、帯広や釧路などを訪れたとき、その病院の先生たちにとてもお世話になったことも、影響しているかもしれません。

そして、もちろん食べ物はおいしいし、少し車で走れば、観光スポットにもなるような美しい景観が広がっている。この土地で医師として働くことができれば、幸せな人生だなと思いました。

ただし、そのときはまさか、へき地医療が自分のライフワークになるとは思っていませんでした。

「医師人生のなかで2、3年は、地域貢献をする時期があってもいいだろう」

そんな気持ちで、えりも町でのへき地医療に足を踏み入れたのです。

今思えば、自衛隊医官のころの「限られた資源のなかで、やれることをやる」という経験は、へき地医療でも役に立ったとは思います。

医学部在学中は、誰もが専門に分かれずに教育を受けます。

でも、一度病院に赴任すれば、今の時代の医師は、自分の専門分野に関する症例しか診察しないことも多いものです。最近は、若い医師たちが高度な医療を身に付けたいと思って、より専門性の向上に励む傾向もあります。

ですが、へき地医療では、医学部で習った知識や技術のすべてを駆使して、患者さんたちに向き合わなくてはいけません。

さまざまな医師との連携プレーでひとりの患者を診る大学病院などは、医師個人がまるで歯車のひとつのように働いているケースもあるでしょう。しかし、ここでは自分ひとりの実力が常に問われ、自分でなんとかしなければいけない。

次第に私は、「これまで学んできたこと、すべてを実践する場」として、へき地医療に携わることに、喜びを感じ始めました。

医師はひとり。患者たちが待つなか、救急車がくる！

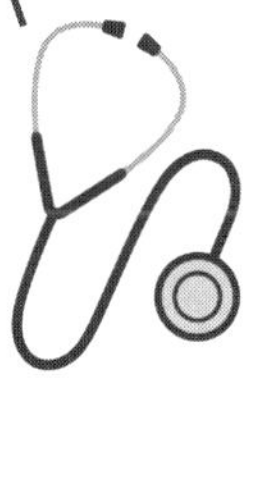

ある日の診療所。医師は私ひとり。数人の患者さんが、受付をすませて診察の順番を待っています。

穏やかな一日です。

そんなとき、一本の連絡が入ると、状況は一変します。

――救急車がくる！

えりもの診療所は、周囲の病院から遠く離れた場所にあります。周辺地域から救急搬送があった場合、「ちょっと40キロメートル離れた隣町の病院へお願いします」と受け入れを断ることはなかなかできません。

すべて、この診療所で救急患者を受け入れなくてはいけませんでした。

えりも町は広いので「救急車が入ります」と連絡がきてから、実際に到着するまでには早くて15分。長いと30分くらいかかります。

その間に、今いる一般診療の患者さんをどうするか、考えなくてはいけません。

救急車で運ばれてくる患者さんでよくある症状は、脳梗塞《のうこうそく》や脳出血《のうしゅっけつ》、心筋梗塞《しんきんこうそく》などでした。

脳梗塞は、脳の血管が詰まる障害が起こって、脳の機能の一部が壊れてしまう病気。脳出血とは、脳の細い血管が裂けて、脳の組織のなかに直接出血する病気です。

どちらも、時間が経てば経つほど症状は進み、脳に大きなダメージを受けることがあります。後遺症が残ることも少なくないですし、亡くなることだってあります。

心筋梗塞は、心臓を動かす心筋に血液が届かなくなり、激しい胸の痛みなどに襲われる病気です。急性の心筋梗塞は、年間約15万人が発症し、そのうちの約30%が亡くなるといわれています。

いずれの場合も、発症したら一刻を争う事態となります。

ただ、えりもの診療所のなかだけでは、手術や専門的な治療をおこなうことはできません。脳外科や心臓の循環器科があるのは、約120キロメートル離れた帯広市の病院です。

こうしたケースでは、病名がわかったら救急車に私が同乗し、救急車のなかで初期治療をおこないつつ、専門の病院に搬送する必要があるのです。

それでも診療所では、一般診療の患者さんたちが自分の番を待っています。

一体どうすればいいのでしょうか？

これはもう、急ぎではない症状の患者さんには、帰ってもらうしかありません。

たとえば、定期的に処方している薬を取りに来た患者さんの場合は、普段どおりの薬を出しておきます。

そして、ほかの急ぎではない症状の患者さんには事情を説明して、「今日はこのあと救急車に乗って、帯広まで行くことになるだろうから、診察できない。ごめんね。また後で来てくれる？」とお願いするのです。

待っていた患者さんを帰すのですから、「患者さんからクレームの声が上がるのでは？」と想像する方もいるかもしれません。でも、えりも町の人たちの多くは「わかった、また来るね〜」と、理解してくれました。

この町の診療所はここだけ。医師も限られている。そうした事情を、町の人たちもわかっているのです。

命にかかわる患者さんを優先するのは当たり前、といった雰囲気が、えりも町の診療所にはありました。

明日、自分の身に起きることかもしれないからお互い様、という気持ちだったのかもしれませんね。

自衛隊医官のころ、トリアージをおこなうことがありました。

トリアージとは、災害時のように一度に多くの傷病者が発生した場合、病気や怪我の緊急度や重症度に応じて、治療の優先度を決めることです。

へき地の診療所の場合、医師が自分ひとりのときは、救急車がたった一台きただけで手いっぱいになります。

災害時に限らず、日常的に「優先順位を決めて診療する」ことが必要だったのです。

〝ワインディング・ロード〟黄金道路を行く救急車

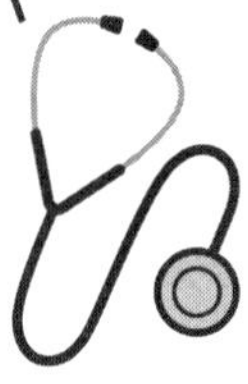

心筋梗塞の患者さんが、えりもの診療所に運ばれてきた。医師である私も救急車に乗り、初期治療をしながら約120キロメートル離れた、専門治療ができる帯広の病院を目指します。

こんな日は、私もハードな一日になることを覚悟しなければなりません。えりもの診療所から帯広市の病院までは、片道2時間くらいかかります。心筋梗塞は血管のなかが狭くなったり、血管のなかで血の塊ができたりすることなどにより引き起こされるため、初期治療として心臓に詰まった血の塊をできるだけ取り除きながら、専門の病院へと搬送します。

患者さんの救命のためには、初期の判断や治療がとても重要です。私も救急車のなかで、懸命に取り組みました。

その搬送の途中に、「黄金道路」と呼ばれる道がありました。えりも町庶野《しょや》から広尾町へと続く、約33キロメートルのこの道路は、片側が切り立った崖、片側が海岸線へと続く道で、トンネルと、トンネルに似たシェード（落石や雪を防ぐ覆い）が連続しています。

古くは、断崖絶壁から石が崩れ落ち、冬には雪崩がよく起きる場所として知られていたそうです。「黄金道路」の名前も、そうした厳しい環境のなか、崖を削るなどして道路の整備に多額の費用がかかり、「黄金を敷き詰められるほど、莫大な費用がかかった道路」という意味からきた呼び名だといいます。

海岸線に沿って、くねくねと曲がりながら続く黄金道路を進みながら、救急車のなかで患者さんを診るのは、なかなか大変でした。曲がりくねった道に沿って、救急車のなかも右へ左へと揺れる。こちらも汗びっしょりになります。最初のころは気分が悪くなることも、たびたびありました。

そうはいっても、患者さんから目を離すことはできません。

投与する薬の影響で、ちょうど黄金道路を抜けるくらいまで救急車が走ったころ、患者さんの詰まった血管が広がり、血液の流れが再開することがよくありました。このとき、心室細動といって、心室が細かく震えて、血液を送り出せなくなる症状を合併する危険性があるのです。

心筋梗塞を発症してから一時間以内に死亡するケースの多くが、この心室細動を原因としています。ですから、黄金道路を通過する間はもっとも注意深く患者さんを診て、対処するようにしていました。

医師も人間ですから、くねくねと曲がる救急車に乗りながら、命にかかわる治療を続けるというのは、相当疲れるものです。無事に帯広の病院にたどり着いて、患者さんをお預けして帰るころには、言葉も出ないほどにくたくたになりました。

生々しい話ですが、片道2時間、神経をすり減らして治療をするわけなので、当然途中でお腹が空くこともあります。でも、救急車がその辺のコンビニに寄るわけにもいかない。その様子を見て、通報する人もいるからです。

だから、なるべくこっそりとコンビニで食料を買い、患者さんを病院に届けたあと、ご飯を食べながら再び2時間かけて帰った思い出もあります。

搬送が早い時間帯だと、診療所に戻ってからも通常の診療があります。本当にくたくたで、しんどかった記憶があります。

このときは「へき地医療に携わるというのは、相当な体力が必要なのだな」と思ったものです。

私は日ごろから定期的にプールで泳いで、体力づくりをしていました。

ところが、こうした心筋梗塞、脳梗塞、脳出血といった重症の救急患者が、週に何度も救急車で診療所に運ばれてくることがあり、限界を感じるようになりました。

医師が同乗して搬送する時間が長ければ長いほど、診療所での診察にも影響があるし、いくら鍛えても私の体力にも限りがあります。

これは何とかしなければいけない。

そう感じたことで、私自身に新たな気づきがもたらされるのですが、これについては第2章で詳しくお話ししたいと思います。

打ち寄せる高波、命がけの救急搬送

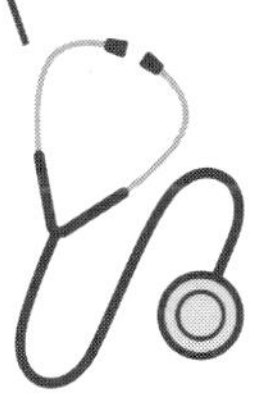

医師も救急車に同乗して専門病院に向かうケースというのは、多くが患者さんの命がかかっている状態です。

しかし、ときには医師である私自身が命がけで患者さんを搬送したこともありました。

黄金道路はトンネルが多く、天候の悪い日にも通れるようになっています。

でも、この地域は風がとても強いエリアです。また、黄金道路は切り立った崖を縫うように進んでいます。

大雨のときには落石の危険がありますし、冬で海が荒れている場合は高波の危険もあり、通行止めになることがたびたびあるのです。

それでも、黄金道路の先まで搬送しなければ患者さんの命が危ない場合は、もう、運ぶ側も腹をくくって進むしかありません。


その日は海が荒れに荒れ、強風で高波が打ち寄せるため、黄金道路は通行止めとなっていました。

しかし、救急車のなかには重症患者さんが……。

どうなるかわからない、ということを覚悟したうえで、救急車は黄金道路を走り始めました。


波はトンネルの天井の高さまで、ダーンと打ち寄せています。トンネルのなかを走っている間はいいですが、トンネルになっていない部分には、完全に吹き抜けになっていたり、横からくる波や風に対して無防備になっていたりする箇所があります。

シェードを通る間、横から打ち付ける波と一緒に、石が飛んできました。

いやあ、もう、救急車に乗っていても怖いですよ。

搬送する側も、命の保証がない環境です。それでも、その道を通って搬送しなければ、患者さんの命を助けられないんです。

ですから私にとって、黄金道路を抜けてまっすぐな道に入る瞬間は、「よかった、一番厳しい道を無事に抜けた」と少しだけほっとできる時間でもありました。

都心とはいわずとも、町中に暮らしていて周りに病院がいくつかある人、あるいはそうした環境のなかで働いている医師からすれば、「医師も患者も命がけで、断崖絶壁の脇にある道を通って搬送する」光景なんて、想像もできないかもしれませんね。

「現代の話？」と思った人もいるでしょう。

でも、これは今から10年くらい前の話です。

えりもの診療所に限らず、限られた医師や看護師で対応しなければいけないへき地では、救急搬送にかかる時間やリスク、そのために医師自身が疲弊してしまうことの影響を考えなければいけない。

赴任してしばらくすると、私はへき地の現実と課題を、少しずつ理解していくようになります。

第2章

へき地医療の現実をなんとかしたい！

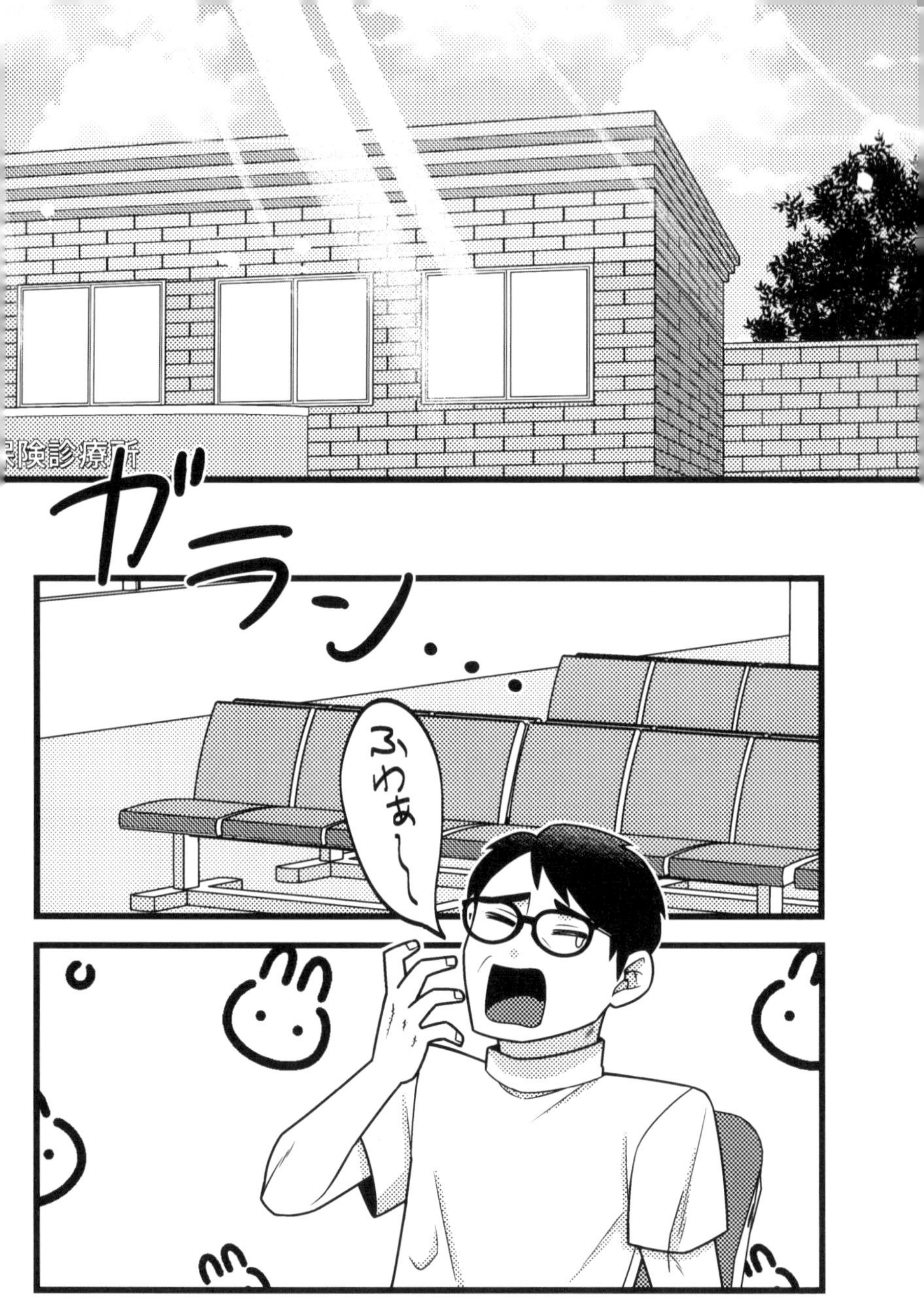
保険診療所
ガラーン…
ふわあ～

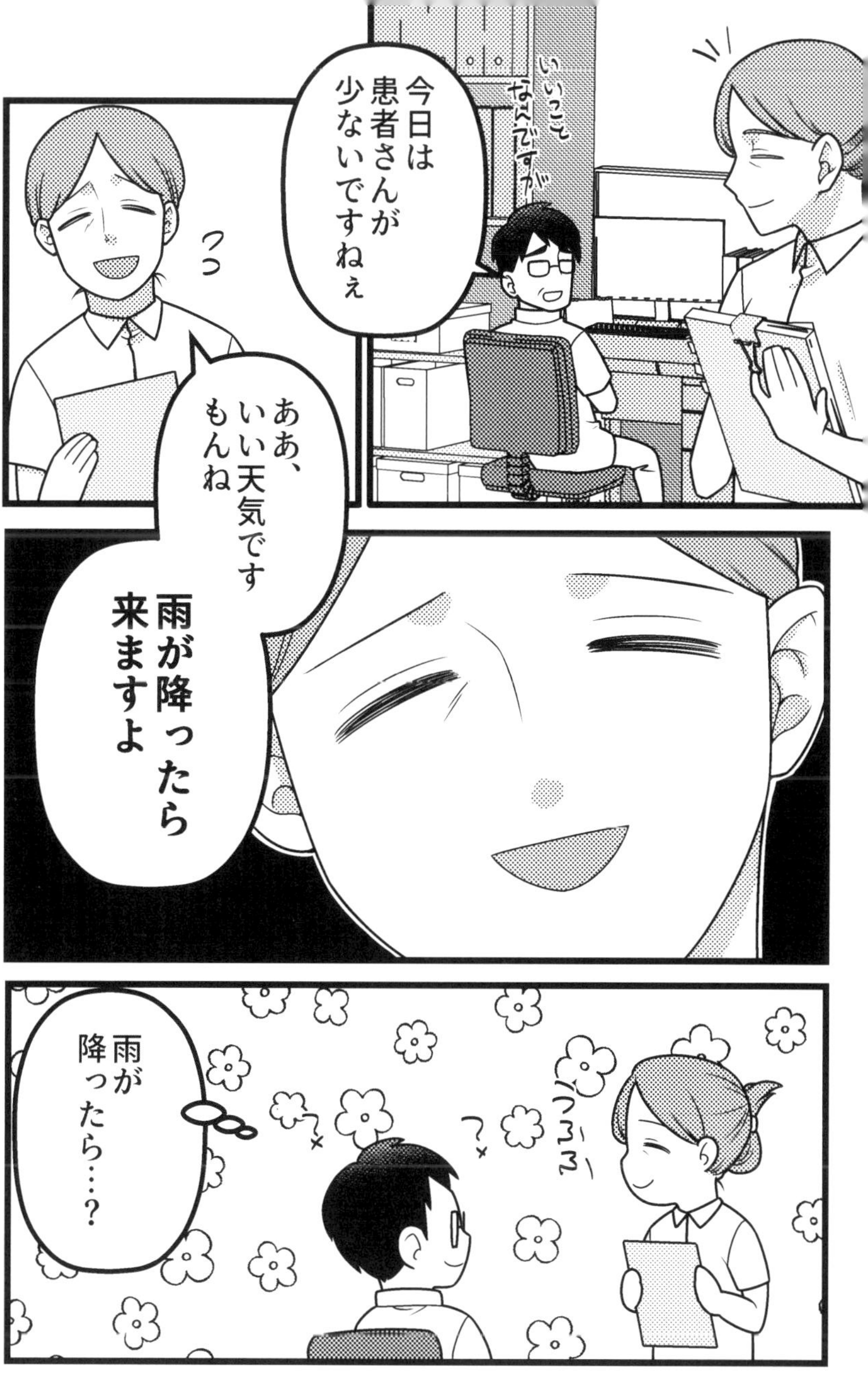

今日は患者さんが少ないですねぇ
いいことなんですが
ああ、いい天気ですもんね
雨が降ったら来ますよ
雨が降ったら…？

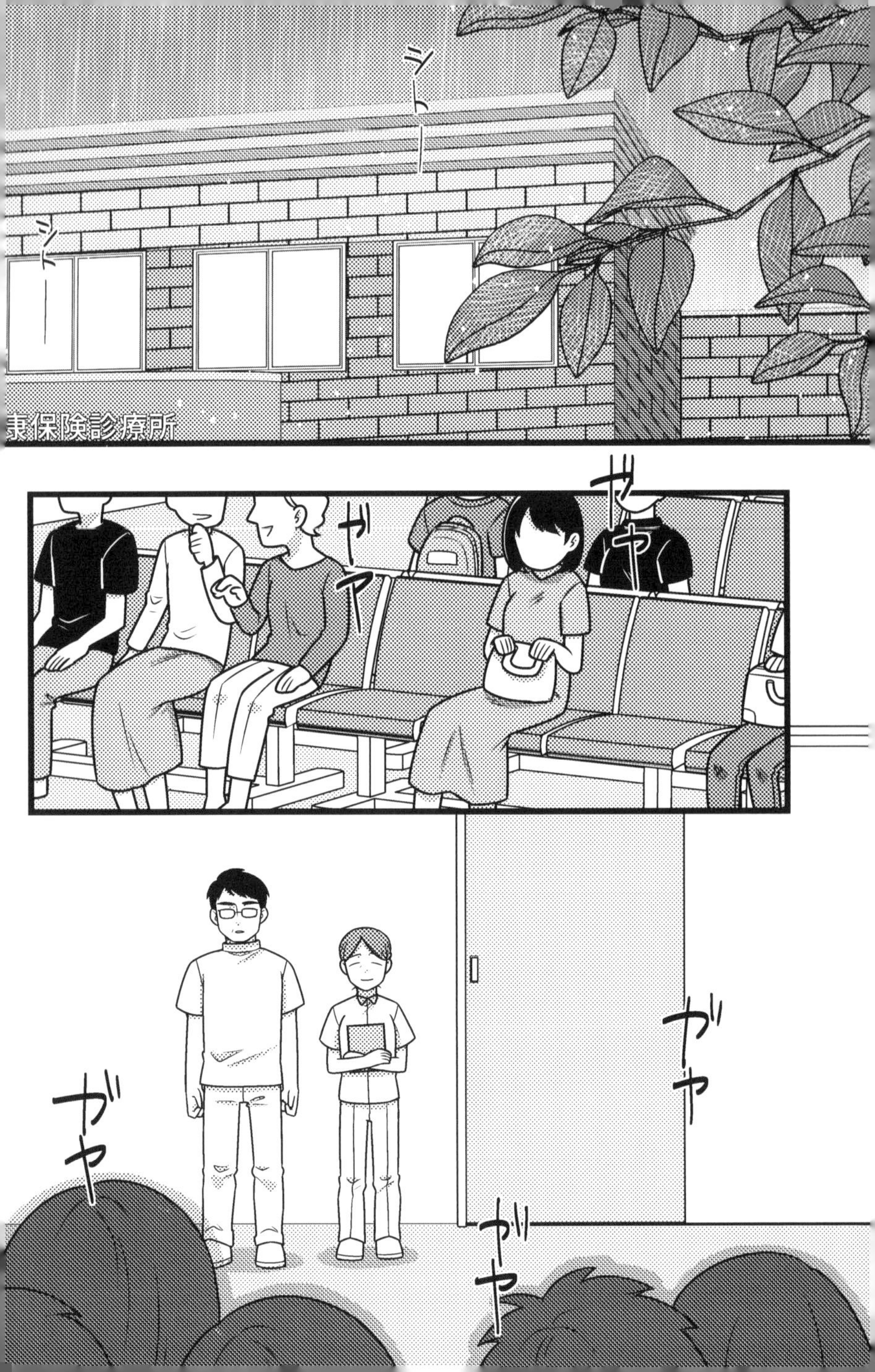
シトーー
シトーー
康保険診療所
ザヤ
ガヤ
ガヤ
ガヤ
ガヤ

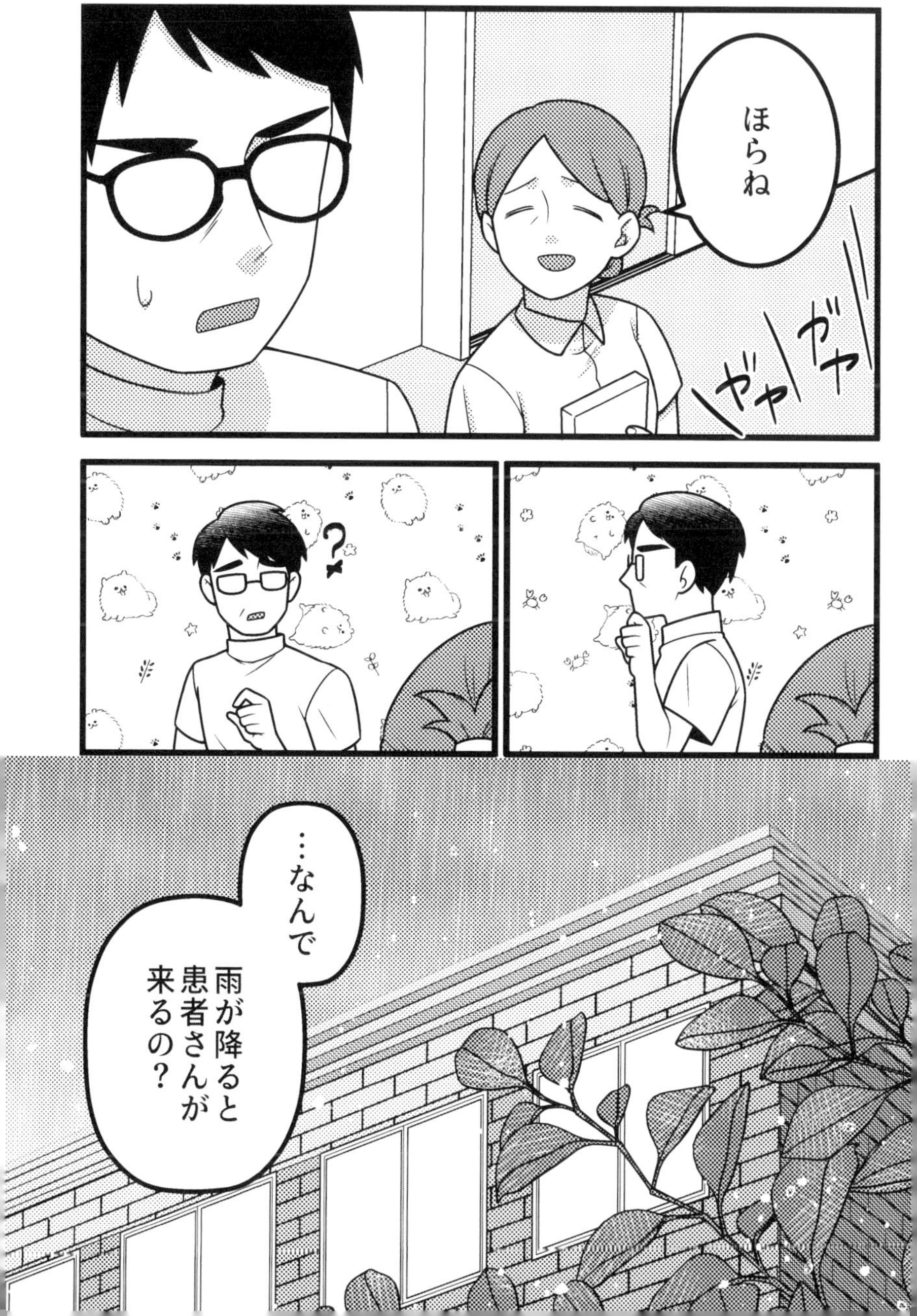
ほらね
ガヤ
ガヤ
？
…なんで
雨が降ると患者さんが来るの？

子どもから大人まで昆布に関わる町、えりも

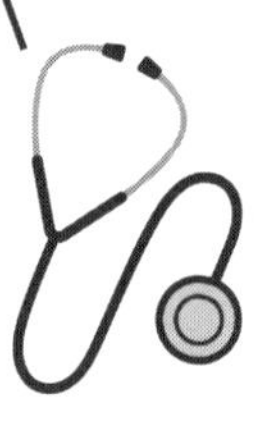

天気のいい日は患者さんが少ないのに、天気が悪かったり海が荒れたりすると、患者さんが一気にやってくる。

そんな不思議な光景に、私は何度も出くわしました。

一体なぜ、晴れると患者さんが減って、雨が降ると患者さんが増えるのでしょうか？

その謎を解くヒントは、えりもの人たちと「昆布」との密接な関係にありました。

寒流と暖流が交わるえりもは、世界屈指の好漁場と呼ばれています。

なかでも漁獲量が多いのは、昆布です。

北海道の日高地方で水揚げされる昆布を日高昆布といいますが、その6割以上がえりも町内で水揚げされているほど、昆布漁が盛んな町。

7～9月ごろになると、早朝から漁師たちが海に出かけて、船で昆布漁をおこないます。

冬が近づくと海が荒れ始め、波で岩から剥がれて浜辺に昆布が打ち寄せられるので、みんなで拾う。

これを拾い昆布といいます。

一年中、さまざまな方法で昆布を採ることができるのです。

とくに一斉に昆布漁をおこなう夏から秋にかけては、子どもから大人まで、家族総出で昆布を広げて干す作業をおこないます。浜のあちこちで見られる昆布干しの様子は、えりもの夏の風物詩です。

このように、夏から秋の晴れた日には、みんな総出で昆布を干しに行くから、外来から患者さんが消えるんですよ。

そして天気が悪くなると、昆布を干す仕事がなくなって、病院にやってくるんです。子どもたちは、昆布を干すのを手伝った分のお小遣いをもらって、そのお小遣いで毎年、夏祭りを楽しんでいたようです。


天気がいい日は患者さんが減り、雨が降ると患者さんが増える。

診療所に来たばかりのころは驚きましたが、今となっては、昆布とともに生きるえりも町の診療所ならではの光景だとわかります。

夏から秋にかけてはとにかく人手が足りないので、お年寄りもみんな、昆布干しを手伝うんです。


普段は体のあちこちが痛いと言っている人も、昆布を干す期間は町の一大事といった雰囲気で、働ける人はみんな頑張って働いているんですね。

そうした光景は都会ではなかなか見られないもので、すごいなと思ったことをよく覚えています。

えりもは昆布に限らず、フノリやウニ、ハタハタなどを対象とした浅海漁業や、つぶ貝や毛ガニ、タコなどの漁船漁業など、漁業全般が盛んな町です。

晴れの日には忙しくて、なかなか診療所まで来られない漁師さんたちですが、雨の日になると外来に姿を表す、なんてこともありました。

ところで、私が一番緊張するのは「漁師さんが事故に遭った」と一報が入る瞬間でした。

海上で事故に遭ってしまうと、漁船が陸に着くまでに時間がかかります。なかには、漁の網を巻き上げる機械に体を巻き込まれてしまい、指や足などを切断してしまうといった例もありました。

正しく止血ができていないと、もちろん命の危険もあります。

どんな症状なのかできるだけ把握して、搬送が必要な場合なら、事前に医療機関に連絡をして搬送ができるかを確認しておく。

そうした医師側の対処が、救命につながります。


四肢の切断などの場合でも、早くに札幌などにある大きな病院に搬送することができれば、再接着の可能性は高まりました。

素早く応急手当、応急処置をしてから、医療機関での医療処置につなげる。チェーン・オブ・サバイバル（救命の輪）ともいいますが、途切れることなく必要な救命活動がおこなわれるように、心構えをしなければいけません。


漁の町の診療所だからこそ、私は漁師さんの事故にも多く直面しました。

診療所でできる処置は限られています。

だからといって諦めることはできない。

素早く応急処置をしながら、ほかの町の医療機関へとつなげていくことで、救える命や、できる処置がある。

へき地の診療所で働くうえで、さまざまな医療機関との協力が欠かせないことが、次第に私にはわかっていきました。

わずか2台の救急車。いつ誰を乗せるべきか

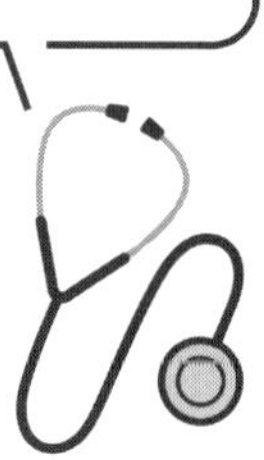

よく覚えているエピソードがあります。

ある日、診療所の前に大きな赤い車が停まりました。消防指令車と言って、通常は災害現場で指揮をするのに使われる車です。

その、ランドクルーザーほどの大きな車に乗って診療所に運ばれてきたのは、大腿骨骨折の患者さんでした。

——骨折で消防指令車に？

私はとても驚きました。

大腿骨骨折とは、足の付け根や太ももの骨にひびが入ったり折れたりすること。ひどく痛みを伴うことがありますが、骨折は骨折です。骨折の患者さんが、災害用の消防指令車に乗ってやってきたのです。

なぜこんなことが起きたのでしょうか。


それは、町に救急車が2台しかなかったから。

ちょうどその日は、1台が帯広市の病院へ、もう1台は浦河町の病院へ、それぞれ患者さんを搬送している途中でした。

骨折の患者さんが救急車を呼んだタイミングが、たまたまどちらの救急車も出払っていたときだったので、消防指令車を使って診療所まで運ばざるをえなかったのでしょう。

でも、もしもこのとき、心筋梗塞や脳梗塞など、一刻を争う症状の患者さんが救急車を呼んだとしたら、一体どうなっていたでしょうか。

骨折の患者さんを運んだかわりに、重症の患者さんを搬送することができなくなる。場合によっては、命に関わる疾患の人が救われなくなる、なんてことになっていたかもしれませんよね。

これが、北海道の中央部最南端、えりもの地で医師をする私の前にあらわれた「全面的な医療資源不足」の現実でした。

えりもの診療所は、周囲の病院から遠く離れた場所にあるため、すべて、この診療所で救急車を受け入れなくてはいけません。

そして高度医療が必要な患者さんがきた場合は、私が同乗して初期治療をしながら、さらに遠くの大きな病院へと運ぶこともあります。

えりもの診療所から40キロメートル離れた浦河町に向かった救急車が、診療所に帰ってくるまで、往復でだいたい2〜3時間はかかります。

120キロメートル離れた帯広市に向かうと、ほぼ半日つぶれますし、220キロメートル離れた札幌市へ向かえば、ほとんど丸1日、その救急車は使えないということになるのです。

——救急車が足りない！

へき地医療で不足しているのは、医師だけではありませんでした。救急体制も含めた医療資源すべてに、限りがあったのです。

ここにはドクターヘリもこない。だから医師が考える

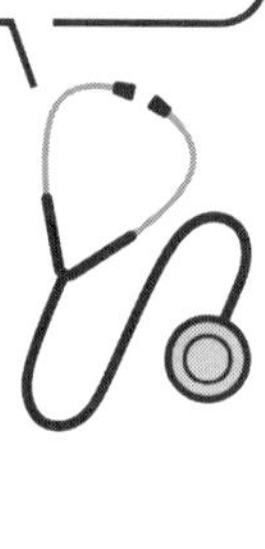

医療資源すべてに限りがある。

とすると、考えなくてはいけないのは「救急車で運ぶ必要がある患者さんに、救急車を使うためには、どうすればいいだろう？」ということ。

つまり、医療資源をその都度、どのように配分するかです。

今、町の2台の救急車はどこにいるだろう。

遠くの病院に患者さんを送った場合、救急隊が戻ってくるまで何時間かかるだろうか。

戻ってくるまでに、次の救急が発生したとしたら。

そして、その患者さんが、どうしても救急車で運ばなければいけなかったとしたら……？

近くに病院がある普通の町なら、医師がそこまで考える必要はないと思います。しかし、えりもの場合は、救急車の送り先の調整も医師の私がする必要があったのです。

救急車が出払ってしまって、本当にピンチのときには、20キロメートル離れた隣の町から救急隊が応援にきてくれることもありました。

でも、隣町だって救急体制が充分に整っているわけではありません。応援にきたらその分、その町の救急車がやっぱり足りなくなるんです。

自分の町のためだけに隣町に迷惑をかけるわけにもいきません。

救急車、救急隊、医師……。

限られた医療資源は、みんなで大事に分け合う必要がありました。

ところで、こんな疑問を抱く人がいるかもしれません。


「ドクターヘリはこないの？」


ドクターヘリとは、救急処置を必要とする重篤な患者さんのところに、救急医療に精通した医師や看護師を派遣する救急専用のヘリコプターです。

ドクターヘリを使えば、初期治療をして患者さんの状態を安定させたうえで、高度医療機関に患者さんを搬送することができます。


でも、残念ですが、えりもにドクターヘリはきません。

ドクターヘリの運航範囲は、基地病院からだいたい半径100キロメートル圏内。北海道で基地病院があるのは、手稲、旭川、函館、釧路。

えりもからはどこも100キロメートル以上離れているので、ドクターヘリの運航範囲の対象外なのです。

――救急車が足りない！　ドクターヘリもこない！

そんなへき地では、誰が本当に救急車を必要としているのか、医師も、そして患者さん自身も、きちんと考える必要があったのです。

骨折の患者さんが「救急車で、ちょっと札幌の有名病院まで」

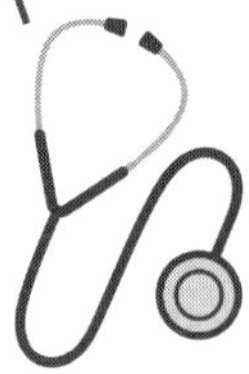

そんな医療資源の限られた環境のなか、ときにはとんでもない場面に出くわすことがありました。

ある患者さんのお話です。

この患者さんも、足の骨折でえりもの診療所にやってきました。症状を見た私は、念のため浦河町の病院で診療を受けることをすすめました。

ところが、その患者さんはこう言ったのです。

「有名な先生が札幌の病院にいるので、その先生に診てほしい。救急車で札幌まで送ってもらえますか？」

骨折の患者さんをわざわざ２２０キロメートル先の札幌に運ぶために、丸１日救急車を使用するなんて、そんな贅沢はここではできません。

私は「それはだめです」と言いました。そして、「浦河の病院に掛かれば十分だと思いますが、もし、どうしても札幌の病院に行きたいのなら、タクシーを呼んで自分で行ってください」とお願いしました。

結局、その患者さんは、タクシーで札幌の病院まで行ったそうです。

後日、その患者さんのご家族が、別の怪我で診療所にやってきました。

頭を内出血していましたが、ひどい怪我ではなく、私が縫合すれば済む程度でした。

ところが、その患者さんも「札幌の有名な先生に診てほしいから、お前には触らせない。救急車で札幌の病院まで行く」と言い出したのです。以前、私がご家族を救急車に乗せなかったことを、たいそう怒っているようでした。

あまりの剣幕だったので、別の先生が間に入り、結局その日は骨折の患者さんが札幌の有名病院に掛かるために、救急車をほぼ丸一日使用することになりました。

これは、ほとんどクレーマーと言ってよい例だったと思います。

でもクレーマーに貴重な医療資源を使ってしまっては、ほかの患者さんが迷惑を被ることになりかねないのです。

周囲に病院の少ない田舎に住むということは、限られた医療資源をみんなで正しく使い、分け合うことです。

へき地で働く医師は、本当に必要な人が治療を受けることができるように、その資源を分配しなければなりません。

たとえば私なら、全身を火傷していたり、四肢を切断したりといった、よほどの場合であれば札幌の病院まで搬送すべきだと判断していました。

それくらい、往復8時間かけて遠方に患者さんを送るというのは大きな決断なのです。

医療へのアクセスが簡単ではない場所に住んでいる人たちには、医師が直面しているこの現実をぜひ理解してほしいと思います。

本当に必要なときに、必要な治療を受けるためには、ちょっとした怪我や病気で、限られた医療資源を食いつぶしてはいけないのです。

「顔の見える関係」が命を救う

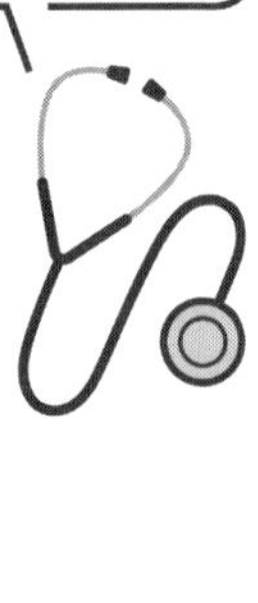

救急車の送り先の調整も、医師の私の仕事だと書きました。それは患者さんの病気や症状によって、どの病院に搬送すればいいかが変わるからです。

えりもの場合は、40キロメートル離れた浦河町の病院、そして１２０キロメートル離れた帯広市にある２つの病院が、救急搬送するときの主な候補先でした。診療所の周辺にたくさん病院があるわけではないので、「この疾患なら、この病院に運ぶしかない」といった状況です。

さらに、救急車のなかで患者さんの容体が急変する場合があります。

よくあったのは、心筋梗塞の患者さんが、途中で心停止を起こしてしまうこと。そのときにはカウンターショックといって、心臓に強い電流を流し、正常なリズムに戻すための治療をしなければなりません。ＡＥＤでおこなうのと同じ治療ですね。

でも、このカウンターショックをおこなうには医師の指示が必要です。救急車に医師が同乗していない場合は、急遽近くの病院に駆け込んで、そこでカウンターショックの治療をお願いすることもありました。

飛び込みで病院に行って受け入れてくれるのか？

受け入れ拒否をされたらどうするのだろう？

そんなふうに疑問を持たれた方もいるかもしれません。

都会でも救急車の搬送先が見つからない救急搬送困難事案、いわゆる「たらい回し」の問題は、たびたび話題に上がります。

しかし、私がえりもの診療所にいたとき、救急車の受け入れを拒否されたケースはほとんどありませんでした。

なぜかというと、近くに病院がたくさんあるわけではないので、その病院から断られたら、ほかの受け入れ先がないからです。

ここで断られてしまったら、もう次がない。

そうした事情を大きな病院の先生たちもよく知っているので、よほどのことがない限りは受け入れてくれました。

急な搬送で「ここで断られたら、この患者さんは亡くなってしまう」といった鬼気迫る状況のときに、何度も、ほかの病院の先生に助けていただきました。

だから、周りの病院の先生方には、常に感謝の気持ちを抱いています。

本当にありがたい存在です。

地方、とくにへき地では、地域一体となり、それぞれの病院が協力しあって初めて地域医療が成り立つわけです。ですから私は、周辺の病院との関係性を築いておくことをとても大切にしていました。

たとえば勉強会などを通じて、同じ地域の病院の先生と顔を合わせる機会はたびたびあります。

そのときに、「この間の救急搬送では、ありがとうございました」などと、きちんと挨拶をしておく。

何気ないことですが、そうしたやりとりを通じて日ごろから「顔の見える関係」をつくっておくこと。

あらかじめ関係ができていると、いざというときにも「あの人のところの患者さんね」と協力してもらいやすくなります。

大きな病院の先生たちに、えりもの診療所の医師としての私を知ってもらう。

そして、えりもが置かれている事情をわかってもらう。

こうした地道な努力によって、周辺の病院と良好な関係を築いておくことが結果として患者さんの命を守ることにつながるのです。

これはえりもだけではなく、自分たちの病院だけではすべての治療を完結することができない、へき地の病院すべてに通じることでしょう。

家族のような人が亡くなるとき

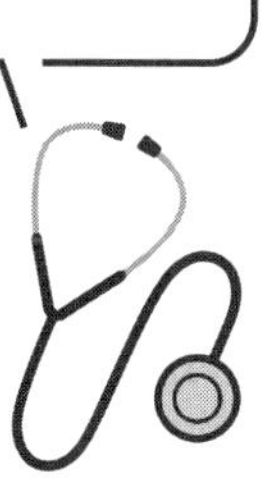

へき地の診療といえば、訪問診療をイメージする人も多いのではないでしょうか。私も月に一度くらいの頻度で訪問診療をおこなっていました。

ある日は、診療所の車に乗り込み、看護師と一緒に40キロメートル先のえりも町目黒地区を目指します。目黒地区の集会所のようなところに着くと、患者さんが何人か集まってきます。

そこで私は聴診器を取り出して診察をしたり、採血をしたり、血圧を測ったりします。お年寄りも多いですから、なかなか診療所まで足を運べない患者さんの診療をおこなうわけです。

さまざまな場所に行きました。

余裕のあるときには、えりも岬に寄り道をして、海を眺めてから帰ってくる、なんてこともありましたよ。夏だったので「内緒だぞ」なんて言いながら、看護師と一緒にアイスを食べて帰ってきたこともあったかな。

穏やかな時間で、楽しかったですね。

聴診器1本持って訪問診療に行く。いろいろな場所を巡って患者さんの様子を見て回る。そんな日々が続き、自ずと患者さんとは顔見知りのような関係になっていきました。

地方というと、人間関係がドロドロしているとか、閉鎖的なイメージを思い浮かべる人もいるでしょう。でも、えりもはそうしたステレオタイプの「地方」のイメージとは、少し違っていました。

北海道の漁師町だからでしょうか、えりもに住む人たちはカラッとした気風で、外からきた人たちに対しても心を開いてくれるような雰囲気がありました。

それで私は地域の人たちと、どんどん親しくなっていったのです。まるで自分の子どもや親、おじいちゃんやおばあちゃんに接するような感覚で、患者さんと触れ合うようになっていきました。

患者さんたちにとっても、この地方の病院の先生といえば私ということで、都会とは違う結びつきのようなものがあった気がします。

大げさに言えば、診療所にいる医師は、この地域の人たちの健康を守ってくれる唯一の人になるわけです。だから、医師はとても大切にされますし、頼られます。

家族のような地域の人たち。その人たちからの信頼や期待に応えたい。

自然とそんな感情が浮かんできました。

自分自身が勉強を重ね、実力をどんどん上げていくことで、少しでも地域の人のためになりたいと、私自身が思うようになっていったのです。

そんな家族のような地域の人たちが亡くなってしまうときは、やりきれない思いでいっぱいになります。助けられるものなら助けてあげたかった、と。

やはり医師も人間ですから、ショックを受けるのは仕方がありません。


私の住む家の近所に、有名なお寿司屋さんがありました。

その大将と知り合いになり、たびたび、趣味の狩猟で獲った鹿の肉を私に持ってきてくれるようになったんです。それがすごくおいしいんですよ。

ところが、その大将がある日、突然亡くなってしまった。釣りをしていて、車ごと海に落ちてしまったのだそうです。亡くなってからしばらくして発見されたため、手の施しようがなかった。


私はショックを受けました。

診療所に運ばれてくるご遺体の顔を見て、「ああ、知っている顔だ……」と気づく瞬間は、本当につらいものです。

もうひとりよく覚えている患者さんがいます。聴診器1本で訪問診療をしていたときに出会った、あるおばあちゃん。何度も話をしたからでしょうか、私は特別な親しみを感じていました。

ところがある日、訪問診療でそのおばあちゃんの体に触れたら、左の鎖骨の上にあるリンパ節が腫れていたんです。

これはだめだ。

私はさっと血の気がひくような感覚になりました。

左鎖骨の上のくぼみにあるリンパ節（左鎖骨上窩リンパ節）が腫れるのは、がんの転移の可能性があります。

ウィルヒョウ転移といって、そこに転移があることは、がんがかなり進行している状態です。

案の定、調べてみると肺がんの転移があることがわかりました。しかし、私が転移に気づいたときには、手遅れの状態でした。

そのおばあちゃんは最後まで気丈に生きられて、命をまっとうしました。

それでも、私には心残りがありました。

——年に1回でも、レントゲンを撮ってさえいれば……。

えりもの診療所がある本町まで、診療を受けにきてくれていれば、レントゲンを撮ることができた。聴診器1本で向かう訪問治療で、体のなかで起きていることをすべて見つけるのは、やはり難しいのです。

それでも、何かいい方法があったのではないか。

もっと私にできることが……。

あのおばあちゃんのことは、今でもずっと心に残っています。

私は聴診のときには肺や心臓の音を聞くだけではなく、目を見たり、首のリンパ節を触ったりします。それは、少しでも病気の兆候を見つけたいからです。

町のいろんなところに足を運んで診療をしますし、さまざまな人と顔見知りになります。

自分の親や祖父母のつもりで診ていた方が亡くなるのは、やはりつらいです。私自身が力をつけて、ひとりでも多くの人を助けたい。

知っている方が亡くなった日は、いっそう勉強に励まなければという気持ちになりました。

片道2時間、「絶対にこの子を死なせてはならない」

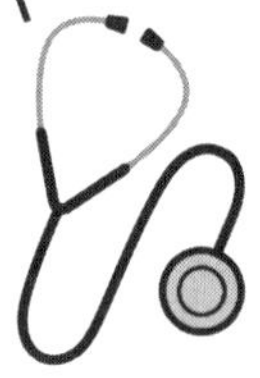

自分の持っている知識や経験をすべて使って、患者さんを助けたい。

そんな思いを抱き、へき地で医療をおこなうことの責任を実感した、印象的な症例があります。小さな子どもの事故の話なので、読むのが少しつらいと思われる方もいるかもしれませんが、これは実際に起きたことです。

私がえりもに赴任してから1年目のころだったと思います。

交通事故で救急車が来る。患者は2歳。意識不明。

診療所に連絡が入りました。

停車していたトラックに、軽自動車が衝突してしまった。そのとき軽自動車の助手席にいたお子さんが、ダッシュボードに思い切り頭を叩きつけられてしまったといいます。

運転していたのは、その子のお母さん。子どもはチャイルドシートに乗せておらず、シートベルトもしていませんでした。

救急車でえりもの診療所まで運ばれてきたとき、子どもの意識はありませんでした。一緒に付き添ってきたお母さんは、かなり取り乱しています。

頭部のCT検査をしてみたら、脳挫傷と頭の骨折がありました。

この症状では、えりもの診療所のなかでは専門的な治療はできません。

えりもに赴任して1年目のことだったので、「いったい、どうするのが一番よいのだろう……？」と、一瞬頭を抱えました。

とにかく、一刻も早く専門的な治療ができる病院に運ばなければいけません。

しかも、子どもが診られる病院となると、さらに搬送先は限られます。
先述したように、えりもにドクターヘリはきません。

どこか、ドクターヘリが降りられるランデブーポイントまで搬送して、そこからドクターヘリで運べないかなどと試行錯誤しましたが、難しいと言われて歯がゆい思いをしました。

陸路で運ぶしかない。私は覚悟を決めました。
陸路で運ぶとなると、120キロメートル離れた帯広市の病院まで、救急車で向かうことになります。

――片道2時間。この子を死なせてはいけない。

私も救急車に一緒に乗る決断をしました。
子どもの意識を確認しながら、搬送先の病院に「今やれることはないか」と指示を仰ぎました。しかし、こちらの切迫した状況がなかなか伝わらず、適切な指示をもらうことができません。

どうしよう。もし救急車のなかで容体が急変したら……。

私は焦りを募らせていきました。

総合病院の外科に勤めていたとしたら、私がひとりで頭部外傷の処置をすることはなかったでしょう。脳外科の専門医がおこなっていたはずです。

でも、救急車のなかには私ひとり。

私ができることをしなければ、この子は帯広の病院に着くまでに、助からないかもしれない。

そのとき思い出したのが、自衛隊医官として働いていたころの知識でした。

アメリカ軍の特殊作戦センターに留学していたころ、頭部外傷の応急処置として、ステロイドを使う方法を聞いたことがあったのです。

北海道以上に広大な土地を有しているアメリカですから、片田舎で事故が起きたとき、やはり病院に搬送されるまでに時間がかかる。

それで、搬送中に脳が腫れるのを防ぐための治療法として普及していたのでしょう。

日本では一般的な治療法ではありませんでしたが、私はそのときの知識を使って、救急車のなかでできることを精一杯おこないました。

自分の持っている力と知識を総動員してでも、この子を助けなければいけないと思ったのです。

その結果、無事に病院に搬送することができて、その子の命を救うことができました。

私がえりもにいるあいだの約7年半、その子とはたびたび顔を合わせる機会がありました。たとえば定期の健康診断で、あるいは診療所の外来で。幼稚園に入った。小学校にあがった。そんな節目のたびに嬉しい気持ちになりました。元気そうだな、大きくなったな、と。

あのときの私の処置が正しかったのかどうか、今となってはわかりません。

でも、「この子の命が助かって本当によかった」と会うたびに思うのです。

へき地でなければ、普通は市中の診療所の医師が、そんな重症の疾患の患者を診ることはありません。

やはり大学病院などで専門の医師が診ていたと思います。

今でもあのとき、膝が震えたのを思い出します。赴任して1年目。ドクターヘリがこない場所ですべての患者を受け入れる。この診療所で働くことの意味と責任の重さを、あの瞬間、身をもって実感したのでしょう。

同時に思ったことがあります。

「チャイルドシートにさえ、乗っていれば」。

ひょっとしたら、子どもがチャイルドシートに乗るのを嫌がったのかもしれません。しかし、泣き叫ぶ子どもを無理やり抱えてでも、親はチャイルドシートを使わなければいけなかったのです。

あの子はあのとき、本当に命を落としていたのかもしれないのですから。

こうした医療資源の限られた場所で事故を起こしてしまうと、命に関わる大事になります。

だから事前に、できうる限りの予防や最悪の状況を防ぐための安全対策をしておくことが、とても大切なのです。

ただし、へき地における「予防」の大切さは、事故だけではありませんでした。

「血液サラサラ」の罠

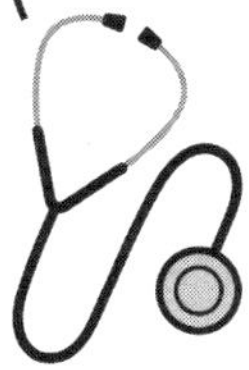

へき地の診療所のよいところは、自分が診た患者さんの「その後」がわかることです。

まわりに複数の病院がある場合、医師の処置が悪くて別の症状が引き起こされてしまったとしても、必ずしも自分の病院に戻ってくるとは限りません。救急車が別の病院に搬送してしまえば、自分の処置がよくなかったことにも気づかないでしょう。そうして自己改善することなく、同じような処置を繰り返すことになる。

しかし、えりもの診療所では、ほかの病院に搬送されることはありません。

私が診た患者さんが再び病院にこなければいけない状況になったときには、必ず私のところに運ばれてきました。自分のしたことに対するフィードバックが常にあるような環境でしたから、医師としては非常に勉強になりました。

そんななか、私はあることに気づきました。

脳出血や脳梗塞、心筋梗塞で運ばれてくる患者さんが、とても多いのです。あるときは週に1回や2回、救急車で運ばれてきました。診療所でできる限りの治療をしたうえで、専門病院に送ることになります。長時間かけてほかの病院に運ぶのは、もちろん患者さんにとってもリスクがあるものです。

どうすれば、こうした病気の患者さんを減らすことができるのだろう？
自ずと私は考えるようになりました。そして、重症患者の数を減らすためには、ひとつの病気のことだけを考えてはいけない、ということに思い至ります。

それは、どういうことか。

たとえば脳梗塞を予防するためには、血の塊、血栓ができるのを防ぐ必要があります。使用するのは血液をサラサラにする薬です。

心臓病の予防にも、よくこの血液サラサラ薬が使われます。

ところが、ただ血液をサラサラにすればいいかというと、そうでもないんです。血液をサラサラにしすぎると、今度は重症の出血性合併症を起こしやすくなる。これが脳出血や消化器出血です。

つまり、脳梗塞を防ぐために血液をサラサラにしすぎると、今度は脳出血で同じ患者さんが運ばれてくる、なんてことが起こりうるのです。

心臓や血管を専門に診察している循環器科の医師のなかには、ときどき「血液どろどろで血管が詰まりやすくなるから、心筋梗塞などが起きる。これを防ぐためには、とにかく血液はサラサラなほうがいい」と考えて、血液サラサラ薬を頻繁に出している先生もいるかもしれません。

ひとつの専門分野だけを診ていると、そうした考えに陥りがちです。

ある分野の病気だけではなく、さまざまな病気を診ることができ、なおかつ自分の施した医療に対するフィードバックがある。

そんなへき地は、ある意味「全身トータルで考えて、どのような治療をおこなうべきか」を考えやすい環境と言えました。

脳梗塞の治療のために血液をサラサラにした患者さんが、今度は脳出血で運ばれてくる、なんて状況を目にした私は、「血液はサラサラにすればいいというものではない」と気づきます。

脳出血の場合、診療所のなかだけでできる治療は、止血剤を打つことや、血圧を下げることぐらいでした。そうした一次治療をおこなったうえで、専門的な治療ができる帯広市の病院まで搬送します。

しかし、脳出血で意識を失ってしまっている場合は、なかなか意識の回復が難しく、そのまま亡くなってしまうケースも少なくありませんでした。
では、血液サラサラ薬の副作用で、脳出血や消化器出血が起きるのを防ぐには、どうすればいいのか。
出血性合併症が起きやすくなる特徴のひとつが、高血圧です。だから日ごろから、血圧の管理をしておくことが重要になります。

ひとつ印象的なエピソードがあります。
あるとき、少し大きめの地震が起きました。同時に、えりも町が停電になったのです。そんな日に限って「救急車が来ます」と、診療所に連絡がありました。

「これから救急車が？」

診療所もまだ真っ暗、町中や道路も真っ暗です。そんななか、運ばれてきたのは脳出血の患者さんでした。

実は停電や非常時に、脳出血や消化器出血で運ばれてくる患者さんは少なくありません。おそらく、その患者さんは日ごろから高血圧気味だったのでしょう。そこに地震がくるわ、停電になるわ、何やらいつもと違うことが起きてびっくりした。そして血圧が一気に上がったことで、脳出血を起こしてしまったのだと考えられます。

このように地震や停電など非常時に限って、より最悪なできごとが起きることは往々にしてあることなのです。

このようなことを経験して、私は高血圧の患者さんに対しては、しっかりと生活指導をするようになりました。高血圧については、かなり厳しく指導したこともあります。

その裏には、日ごろの診療で、できるだけ血圧を正常な範囲まで下げておければ、いざというときの脳出血の可能性も下げることができるといった思いがありました。

非常時には病院もバタバタしています。

たとえば停電が起きたのが夜で、車で長距離運転するのが危険な環境になれば、遠くの専門治療ができる病院に搬送することも難しくなるでしょう。

もしものとき、医療資源の限られたへき地では、普段なら助けられたはずの患者さんが命を落とすこともある。

だからこそ、日ごろから「もしものとき、最悪な状態につながらないように、できることをしておく」ことが大事なのだ――。

そうして私は次第に、病気の「予防」へと目を向けていくことになります。

重症患者の数を減らさなければ、立ち行かなくなる！

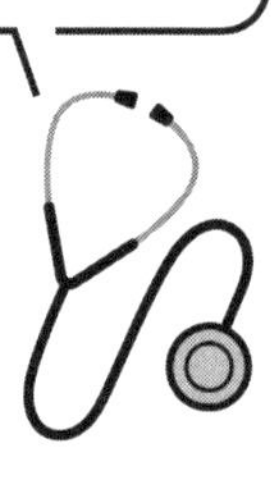

脳梗塞や脳出血、心筋梗塞といった重症の救急患者が運ばれてくるときは、診療所でも優先順位をつけて治療にあたらなければいけません。

場合によっては、第1章で述べた、トリアージのように「優先順位を決めて診療する」ことが必要になります。

たまたま研修医の先生が、地域医療の研修のため、えりもの診療所で働いていたときのことです。

研修医の先生と一緒に患者さんを診ていたのですが、ある患者さんがもうすぐ亡くなる、といった状態になりました。

そんなときに限って、脳梗塞の患者さんが救急車で運ばれてきました。

脳梗塞は脳の血管が詰まって血流が途絶え、組織が壊死《えし》をする重大疾患です。命の危険に直結する病気ですが、命が助かったとしても、脳の細胞はほとんど再生しないため、失われた機能を取り戻すことはできません。壊死した脳細胞の場所によっては、手足の麻痺や、言語障害に陥る可能性も高い。

実際そのときは、脳梗塞によって一時的な麻痺が起きていて、一刻も早く治療をしないと麻痺が残ってしまうだろうといった状況でした。

そこで私は、亡くなりそうな患者さんのお看取りを研修医の先生に任せて、脳梗塞の患者さんの救急車に同乗し、治療をしながら脳外科のある病院へと搬送する決断をしました。

あまり丁寧に説明している余裕がなかったのもあって、研修医の先生としては納得がいかなかったのでしょう。

研修医がひとりでお看取りをすることは、都会の病院ではなかなかないもの。「どうして先生が看取りに来てくれなかったのか」と、研修医の先生から文句を言われたのを覚えています。

本当は私だって、家族のように思っている患者さんを自分で看取りたいに決まっています。それでも仕方がないのです。

ひとりずつ、時間を分けて患者さんが来てくれるわけではない。

一気に緊急性の高い患者さんが複数来ることもある。

こうしたへき地に来たからには、医療資格を持っている以上、研修医であっても、ひとりの医師としてやれることをやってもらわなければいけないと、私は思っていました。

ただし、ひょっとしたらその研修医の先生には、私が診ていたへき地医療の現実の厳しさが伝わっていなかったのかもしれません。

たとえば、ほかの病院までどれくらい距離があるのか。

ひとりの重症患者の救命のために、専門的な病院へ搬送するには、どれほど時間がかかるのか。


町にひとりの外科の医師が、つきっきりで治療にあたらなければいけない現状。

脳梗塞は一刻を争う病気です。

すぐに気づいて救急車を呼んだ患者さんは助かることも多いですが、夜に脳梗塞を起こして、翌朝救急車を呼んだ患者さんは、そのまま亡くなってしまうことがよくありました。


脳梗塞の患者さんの命を救うためには、一刻も早く一次治療をして搬送することが大事。

そのためには、ほかにも重症患者さんが次々と運ばれてくるような状況を防がなければいけない。

病気を重くしないためには、総合的な病気の予防が必要です。たとえばコレステロールが高すぎる人には、コレステロールを下げる。そうしたことが、いざというときの救命に、最終的にはつながってくるのです。脳梗塞や脳出血に加えて、心筋梗塞もハードな疾患のひとつです。

第1章にも書きましたが、初期治療として心臓に詰まった血の塊をできるだけ取り除きながら、専門の病院へと搬送する必要があります。その搬送の途中、黄金道路を通って、抜けるころには薬の影響で血液の流れが急に再開し、心室細動を引き起こすことがありました。

私が救急車に同乗している場合は、その場で治療にあたることができます。ただ、看護師だけが同乗するケースも多くありました。看護師も薬を投与することはできますが、なかなかうまくいかないこともあります。もちろん私が治療にあたったとしても、救命が難しいケースもあったでしょう。

こうした背景から、黄金道路を抜けるころに亡くなってしまう心筋梗塞の患者さんが、半分くらいいました。

重症患者さんが週に何度も運ばれてくるというのは、医師や看護師にとってもあまりに過酷でした。同乗搬送は体力を消耗します。

医師は交代制で夜勤を担当しており、私は週に2回ほど、当直で夜間の勤務をしていました。

この間に遠くの病院まで同乗搬送をすることになると、診療所に帰ってこられるのは昼ごろ。

そのまま、翌日の勤務に入るなんてこともざらにありました。

こんな過酷な勤務が続くのは、限界があります。

だから私は、本気でこの課題を解決するために、取り組まなければならなかったのです。

――救急車で運ばれてくる重症患者の数を減らさなければ、いずれ立ち行かなくなる。そのために大事なのは、重い病気になる前に、いかに「予防」できるかだ！

たとえば脳梗塞や心筋梗塞につながる、高コレステロール血症や糖尿病。脳出血につながる高血圧。こういった生活習慣病を日ごろの診療で発見し、しっかり治療して安定させておく。血液ドロドロは改善する必要がありますが、必要以上に血液をサラサラにする薬は使わない。

えりもの診療所は、周囲に病院がないため、町のすべての救急患者を受け入れなければいけませんでした。

ですが医師の数は限られていて、過酷な勤務が続けば、いつか限界がきてしまう。そして何より私にとっては、えりも町の患者たちは自分の家族のような存在です。

手遅れになる前になんとか助けてあげたい。

限られた医療資源のなか、なんとか命を助けたい人がいる。

そんな環境に置かれていたからこそ、私はさまざまな病気に目を配り、基礎的な疾患を予防し、患者さん全体の数を減らすことの意味に気づいたのです。

これからは地域ごとの特性をふまえて、あるべき医療のかたちを考えていかなければいけない。へき地の医療現場にとって何より必要なのは「予防医療」だ──。

そして、その思いを実行に移すことにしました。

第3章

予防医療で地域を支える

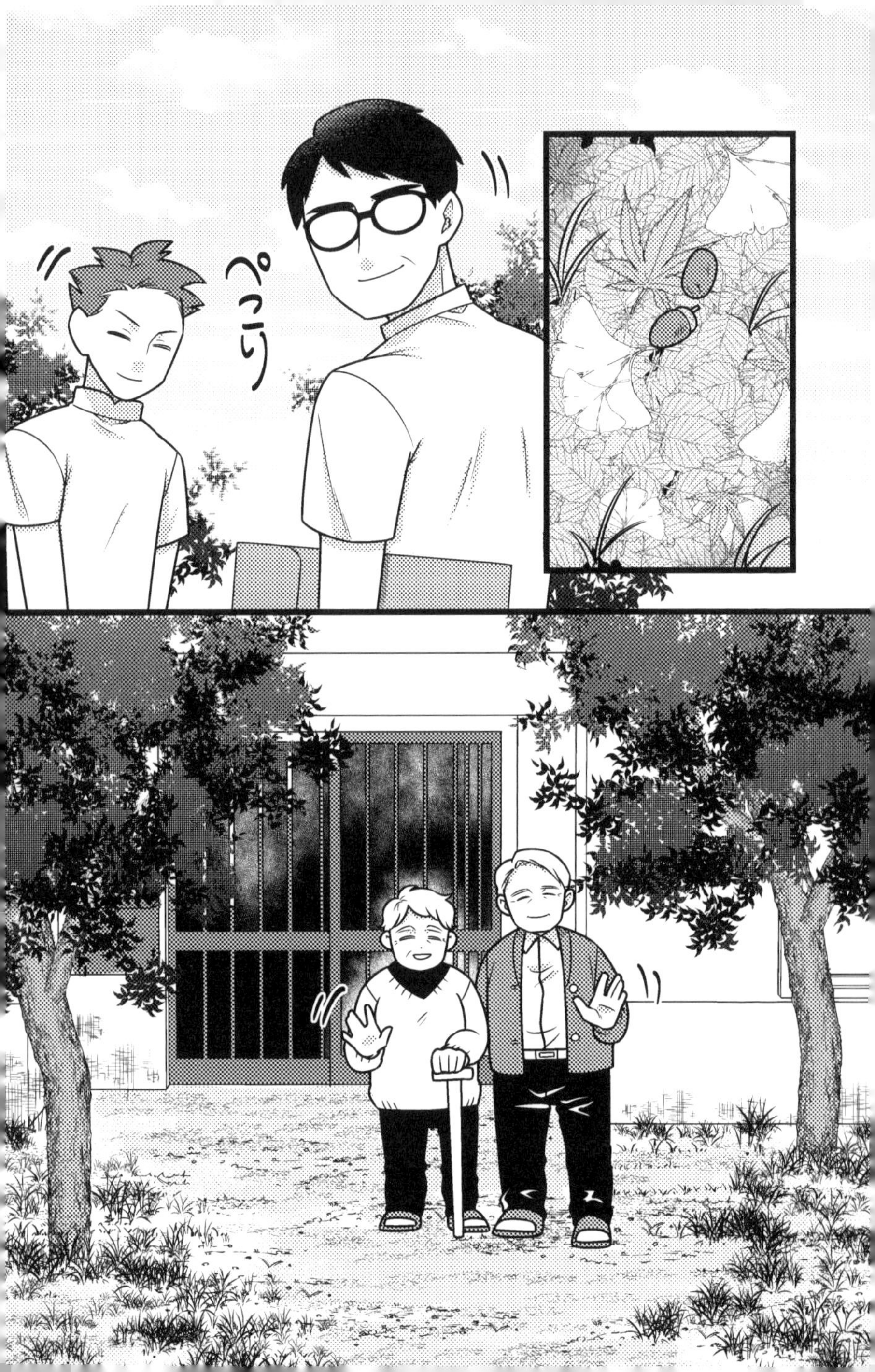
ぺこり

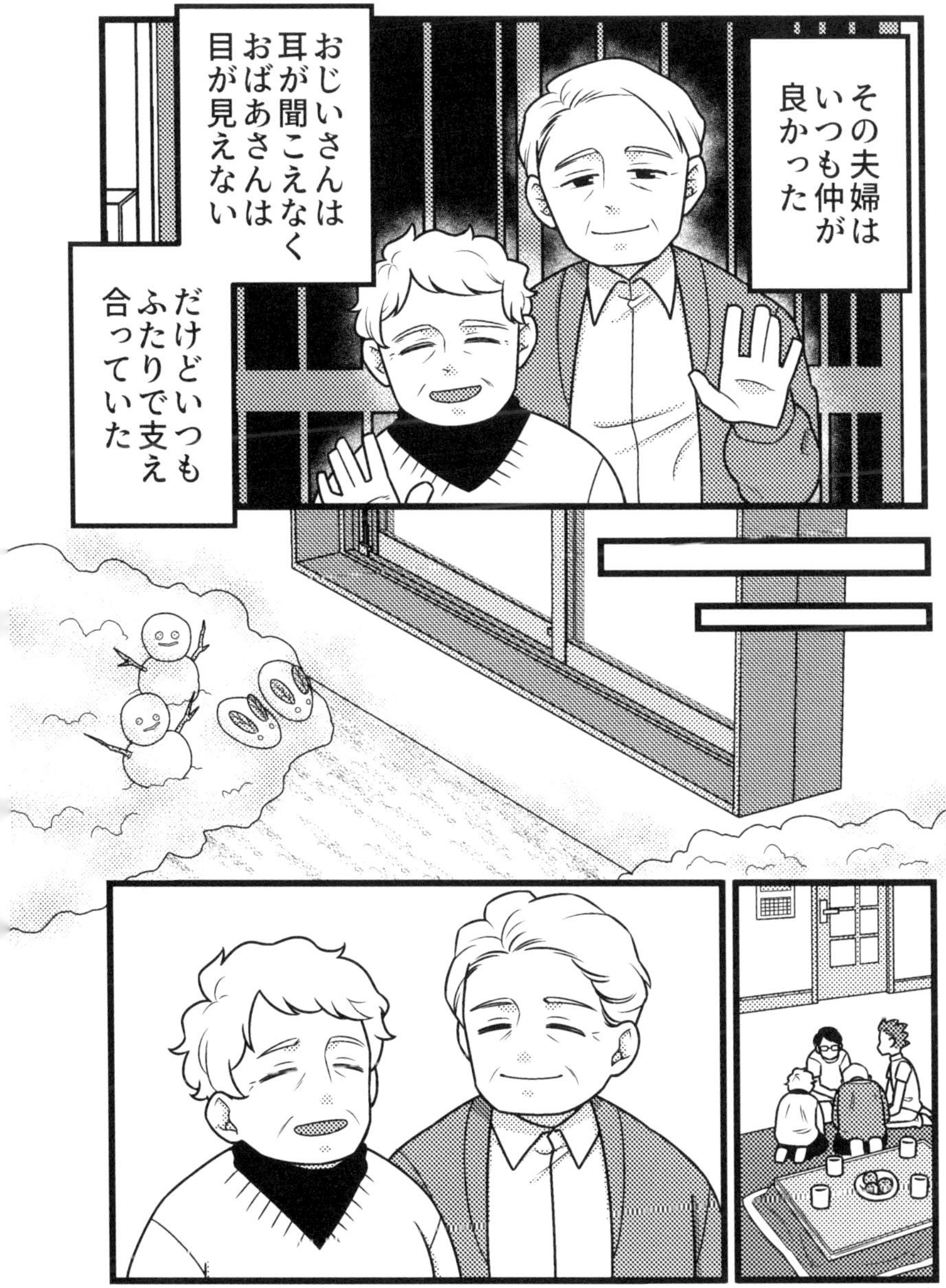
その夫婦は
いつも仲が
良かった
おじいさんは
耳が聞こえなく
おばあさんは
目が見えない
だけどいつも
ふたりで支え
合っていた

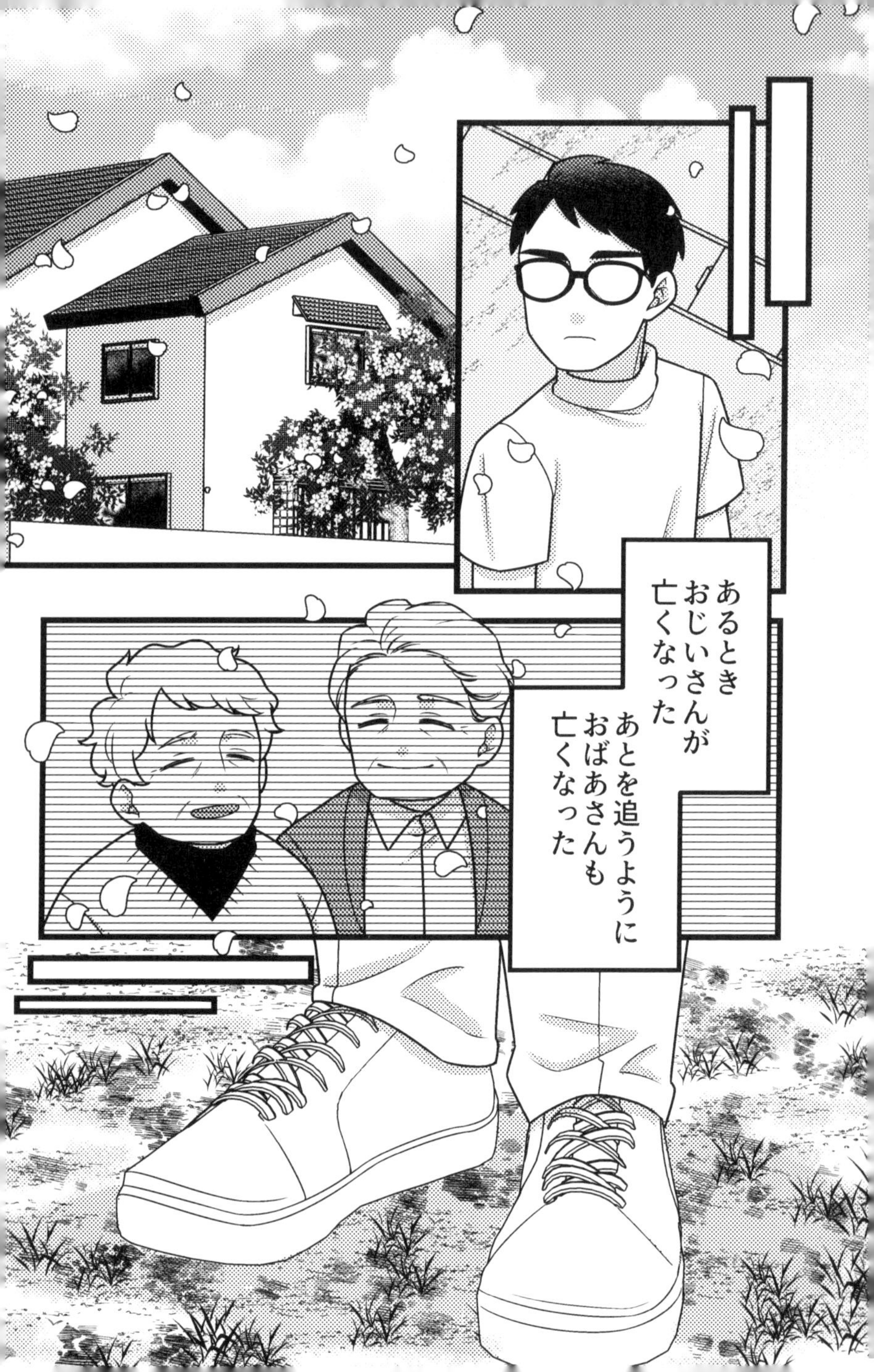
あるとき
おじいさんが
亡くなった
あとを追うように
おばあさんも
亡くなった

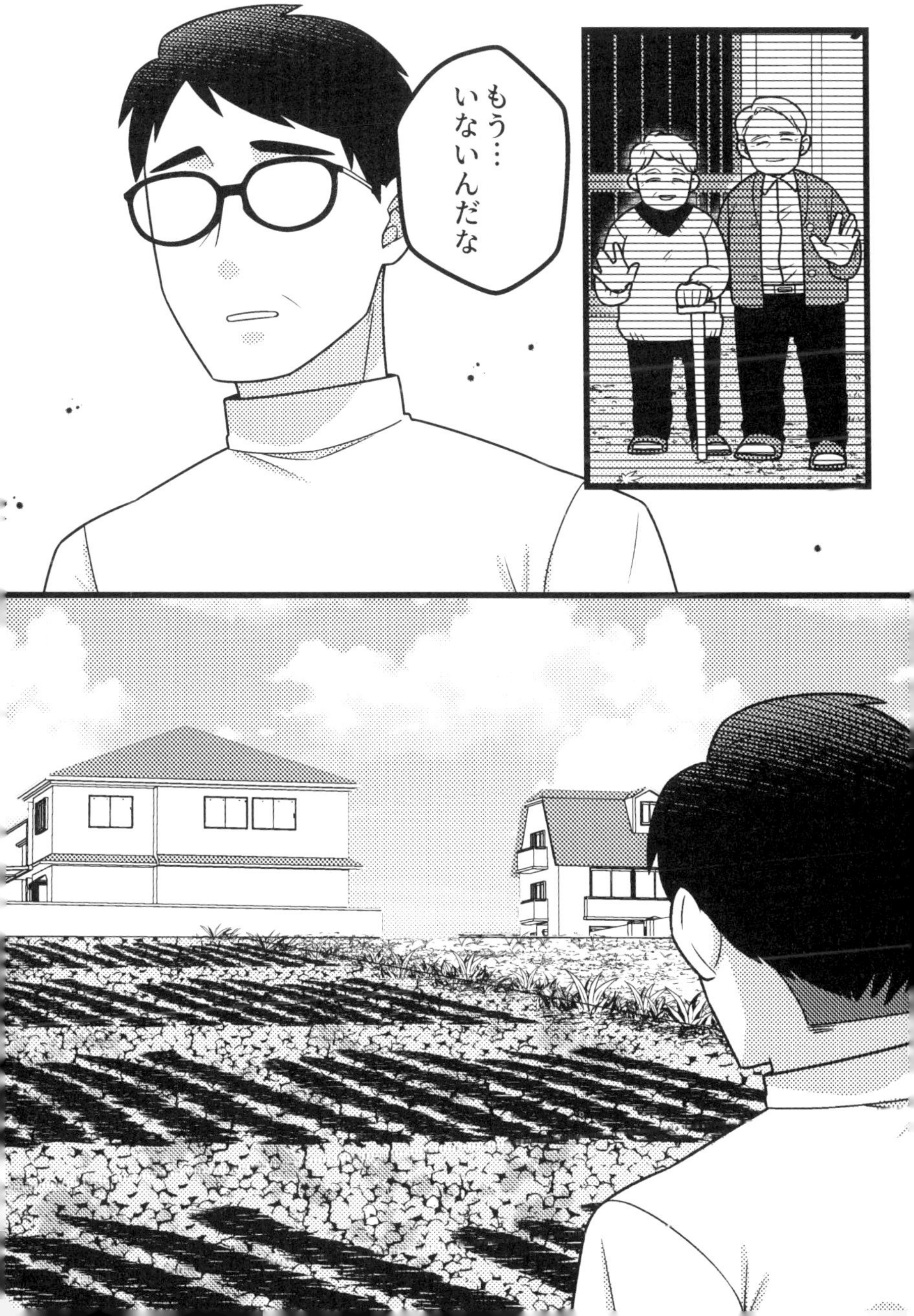
もう…
いないんだな

救急車で運ばれてくる患者の数が3分の1になったわけ

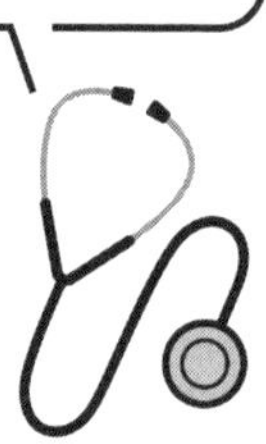

予防医療というと、一般的には3つの段階に分けることができます。

生活習慣などを改善して病気そのものの発生を予防するのが第1段階。

定期検診などで病気を早いうちに発見し、適切な治療をおこなうことで重症化させないのが第2段階。

病気による身体の機能低下をできるだけ防ぐための、治療やリハビリをおこなうのが第3段階です。

病気を未然に防ぐためにも、脳出血や脳梗塞、心筋梗塞のような重症疾患を防ぐためにも、まずは生活習慣の改善をおこなうことが大切です。

バランスのいい食生活や適度な運動などを心がけ、健康な身体を保つこと。私自身も、患者さんの生活指導をしっかりおこなうように心がけていました。

ただし、すでにコレステロールや血圧が高めな人、糖尿病などの生活習慣病を抱えている人などは、生活指導だけでは足りません。

適切な薬を投与し、治療を行って対処する。そのうえで、薬を減らしながら生活習慣の改善をするよう、患者さんたちに指導します。

さらに、定期的な検診で病気や病気のリスクを早めに発見し、早期治療をおこなうことも、予防医療では重要です。

私が気をつけていたのは、患者さんの状態や、前回の診療から変化したところを電子カルテにメモしておき、何か病気のリスクにつながる変化がないかを注意深く診ていくこと。

たとえば、診療のたびに患者さんには体重を測ってもらいます。急な体重減少は、がんが原因になっている可能性もあるからです。また、定期的に胸部のレントゲンを取ることで、変化がないかをチェックしています。

よく「年に1回、健康診断を受けているから大丈夫」という人がいます。でも、1年前のデータと比べるだけでは、病気につながる変化を見落としてしまうこともあるのです。

1年に1回よりも半年に1回、できれば月に1回。

これくらいの頻度で継続して診ることで、これまでと違うところはないか、確認することができます。異常を知らせるわずかなサインも、発見しやすくなるでしょう。

ですから毎年、健康診断を受けるだけではなく、定期的にかかりつけ医に診てもらうこともおすすめしています。

ある程度長いスパンで身体の変化を診ていくと、わかることがあるのです。

病気になった人を診療所で待つのではなく、病気にさせない。

救急搬送されてくるような重症患者を減らす。

重大な疾患につながる前に改善する。

そんな「攻めの予防医療」をしよう。


診療所の医師や研修医、看護師には、このように話しました。

みんなで協力して予防医療に力を入れ、高血圧、糖尿病、高コレステロール血症などの治療に熱心に取り組んだ結果、救急車で診療所に運ばれてくる重症の患者さんが、私が赴任した当初から約3分の1にまで減少したのです。

救急車の数が減ることで、自分自身の体力消耗も劇的に改善していきました。

医療資源の限られたへき地医療において予防医療の大切さを、身をもって実感したできごとでした。


また、へき地ではひとりの医師が全身を診ることができます。

臓器別に診るだけでは気づきにくい、さまざまな部位のがんを早期発見しやすくなるといういい面もありました。

総合的な診断で、肺がんの兆候に気づいた例もあります。

定期的に同じ医師に会い、全身トータルで診てもらうことで、わずかな変化にも気づいてもらえる。

それがさまざまな病気の早期発見につながるのです。

早い段階で病名がわかれば、専門的な治療ができる病院や専門医に紹介することもできます。だからこそ、「体トータルで診られるプロ」こそが本物の「かかりつけ医」になりうるのだと、私は思うのです。

骨を強くして、骨折を防ぎたい！

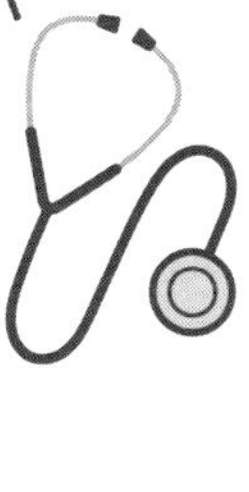

ほかにも力を入れていたことがあります。骨折の予防です。

高齢者にとっては骨折が寝たきりにつながることもあります。

えりもの診療所では、骨折による入院などは対応しきれず、ほかの病院で治療を受けてもらっていました。そうなると患者さんも暮らしに影響があり、まあ大変です。

できるだけ骨折しないようにするためには、日ごろから骨粗しょう症の治療をしておく必要があります。骨粗しょう症とは、骨密度が低下して骨が弱くなり、骨折しやすくなる病気です。

骨の強度が下がってしまうと、少ない衝撃でも骨が折れてしまうことがあります。
また、骨粗しょう症を患うと、骨折の治りが遅くなるという影響もあります。
治療のためには、骨密度の低下を抑えて、骨を強くしていくことが大事です。

最近では骨粗しょう症の治療薬がたくさん出てきています。

定期的に骨密度を計測して、進行状態に合わせて薬を投与する。さらに、骨密度の低下には、食事や運動などの習慣も関わっていますから、生活指導をおこなうことも大事です。

とくに高齢者の場合、あまり痛みを伴わずいつのまにか骨折している「かくれ骨折」が起きやすくなります。発見が遅れると治りも遅くなるため、骨折も早期発見することが重要になってきます。

ところが、単純にレントゲンを取るだけでは骨折を見逃してしまうケースがよくあるのです。

見た目、大きさはあまり変わらないけれど、実は骨折しているなんて場合も多い。

その状態で骨折を見つけるためには、MRIを撮る必要があります。えりもの診療所ではMRIの撮影はできないので、40キロメートル離れた浦河町の病院まで撮りに行かなければいけません。車で1時間弱の距離です。

それでも私は、骨折の疑いがあるお年寄りにはよく「ちょっとMRIを撮ってきて」とお願いしていました。

「急に腰が痛くなった」と診療を受けに来た患者さんに、MRIを撮ってもらうと、圧迫骨折が見つかることもよくありました。早めに骨折とわかれば、専用の治療ができます。

たとえば、テリパラチドという薬の成分には、骨の形成を促し、骨粗しょう症で減った骨の量を増やす効果があります。

早期発見できると、テリパラチド注射などの治療をおこなうことができるので、結果として骨折の症状を長引かせずに改善させられる。そんなケースが何度もありました。

ＭＲＩを撮るためだけに、車で1時間弱かけて病院に行くのは面倒だと思う人もいるかもしれません。

でも診療所にきてくれているお年寄りの多くが、私がお願いすると、快く撮りにいってくれました。

骨折していたとしても早めに発見することで治療がスムーズに進む。骨粗しょう症自体の治療にもつながりますから、次の骨折を予防することができます。

骨を強くするための治療薬が出たことで、骨折の予防治療は進歩しました。テリパラチドは糖尿病のインスリン注射のように、自分でお腹か腿に注射を打つことで、治療を進めることもできる薬です。

とはいえ、当初は看護師から「ひとりで暮らしているお年寄りに、定期的に自分で注射してくださいと言っても、できないだろう」と反発の声もありました。

でも患者さんにしっかり指導すると、意外とお年寄りひとりで暮らしている方でも、自分で注射することができたんです。

注射さえできれば患者さんの症状は実際によくなるので、看護師も次第に協力してくれるようになりました。

骨粗しょう症が問題になるのは、お年寄りだけではありません。

女性の場合、閉経をきっかけに骨粗しょう症になるリスクが急激に増加します。女性ホルモンのエストロゲンが骨形成に影響しているので、閉経によって血中エストロゲンが減少すると、骨密度が低下しやすいのです。「閉経後骨粗しょう症」とも呼ばれていますが、この場合も定期的に骨密度を測って、適切な治療をおこなっていく必要があります。

そうして骨折の予防に力を入れていると、どれくらいの骨密度だと、どういう種類の骨折が引き起こされることが多いのか、傾向が掴めてくるようになります。

骨密度の検査結果で大事な数値として、ＹＡＭ値（Young Adult Mean「若年成人平均値」）というものがあります。

これは20歳から44歳の健康な人の骨密度を100%として、今の骨密度が何%なのかを表した数値です。

骨密度の値を測定するには腰椎の骨密度を測る方法が一般的ですが、えりもの診療所では、手の第二中手骨の骨密度を計測していました。

腰椎の骨密度を測ることができる医療機器がなかったため、より簡易的な方法で実施したのですが、それでもまったく計測しないのと比べれば、わかることがたくさんありました。

一般的にはYAM値80%以上が正常、70%以上80%未満が骨量減少の疑いあり、70%未満は骨粗しょう症の疑いありと診断されます。このYAM値が65〜70%くらいの患者さんは、転倒したときに手をつくと、手首を骨折するケースがたびたびありました。

YAM値が60〜65%の患者さんは、転倒して尻もちをつくと、腰椎の圧迫骨折を起こしたり、大腿骨の頚部《けいぶ》(足の付け根)の骨折を起こしたりする。YAM値が

60%を下回る患者さんは普通に生活しているなかで、くしゃみをするくらいの衝撃でも腰椎圧迫骨折や大腿骨頚部骨折を起こしがち。

だからYAM値が60%をきるくらいの患者さんは、急いで骨密度を上げるための治療をしなければなりません。

このように、YAM値をこまめに計測することで、骨折の傾向や必要な対策がわかるようになってきたのです。

私はこうした情報を、患者さんに丁寧に説明するようにしています。「今あなたはこれくらいの骨密度なので、これからこんな骨折の可能性がありますよ」と伝えることによって、予防や治療への本気度も変わるからです。

もともと整形外科の専門ではない私ですが、さまざまな患者さんを受け入れて、全身トータルで診続けることによって、こうした整形科の疾患にも詳しくなっていきました。

これも、へき地医療に携わったからこそだと思っています。

膝ぐるぐる体操で、変形性膝関節症の症状が改善？

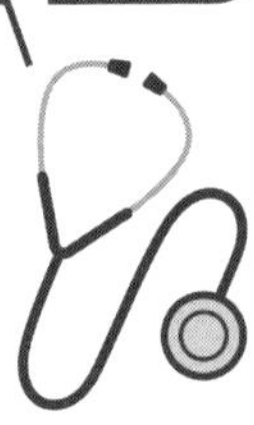

えりもは昆布漁が盛んな町です。

夏から秋にかけての忙しい時期、お年寄りも含めて家族総出で昆布干しを手伝う光景はえりもの風物詩だと第2章でもお話ししました。

昆布を取ったり干したりする動きは、膝に負担がかかります。

そのため、とくにお年寄りの女性に多く見られたのが、変形性膝関節症という疾患です。関節のクッションである軟骨が、老化などによってすり減ることで引き起こされます。

主な症状は、膝の痛み。さらに関節をおおっている繊維膜の内側に炎症が起きて、

「膝に水がたまる」状態になることもあります。

症状が進行して痛みが強くなってくると、膝が曲げにくくなり、歩くのも困難になっていきます。

そうなると手術をするしかありません。

金属やセラミックなどでできた人工膝関節を自分の骨の上に固定して、膝の変形の矯正をおこなう手術もあります。

整形科では気軽に手術を薦められてしまう場合もあるのですが、できれば人工関節になる前に予防をしておきたいものです。

何か変形性膝関節症を予防する、いい方法はないだろうか。患者さんにも気軽に取り入れてもらえそうな……。

そう模索していたとき、ある勉強会でヒントをもらいました。

ぎゅっと関節軟骨を押してへこませると、軟骨の中にあった潤滑液が出てきて、へこんだ部分がすーっと戻ってくる映像を見たのです。

軟骨はもともと含水率が高く、軟骨が擦れたり押されたりすると、潤滑液が出てくる。潤滑液によって軟骨同士が擦れるときの、軟骨表面の摩擦が軽減され、関節の老化を防ぐことができるはず。

であれば、関節軟骨の潤滑液が出るような動きを日常に取り入れてはどうだろう？

このように考えて、私が発案したのは、膝をぐるぐる回す簡単な体操です。膝に両手をついた状態で、膝を10秒か20秒、ぐるぐる回すだけ。

ですが、この動きを取り入れたことで、膝の痛みが改善された患者さんがたくさんいました。

それではこの体操を、1日何回くらい取り入れればいいのか。

「あの体操、1日何回やってる？」と患者さんに聞き、レントゲンで経過を見ながら、効果のある回数を探るために試行錯誤をしてみました。

すると1日3回以上体操をすることで、軟骨のすり減りが軽減されることがわかったのです。

変形性膝関節症の患者さんに対して、整形外科では屈伸の体操を教える先生が多いと聞きます。

でも、ただ曲げて伸ばす動きだと、すでにすり減って痛んだ軟骨の部分が擦れるだけで、なかなか効果がないケースもあるようです。

膝に痛みが出てくると、なかなか体を動かしにくくなります。すると潤滑液も不足して、関節の摩耗につながりかねません。

定期的に膝をぐるぐる回すことによって、まだすり減っていない軟骨の部分からも潤滑液が出てきて、摩擦を軽減してくれる。

最初のうちは「痛みがあるから、膝をぐるぐる回すのも嫌」と言っていた患者さんが、何度も指導するうちに体操を習慣にするようになって、痛みがどんどん改善していった……というケースもありました。

だから私の患者さんには、変形性膝関節症になったら人工関節一択、といった説明の仕方はしていません。

まずは痛みを取るなどの治療をしつつ、この簡単な体操を通じて改善を試みてもらいました。それで十分よくなる場合もあるんです。

もちろん、なかには人工関節にせざるを得ないケースや、人工関節にしたことによって症状がよくなったケースもあります。

それでもやはり、合併症などのリスクはある。手術しないでよくなるのであれば、その方がいい。

これもまた、簡単な体操などで積極的に予防することで、手術をおこなわずとも改善する程度に留めることができると、予防医療の重要性を感じた事例でした。

「恥ずかしい」で、病気を見逃していいのか

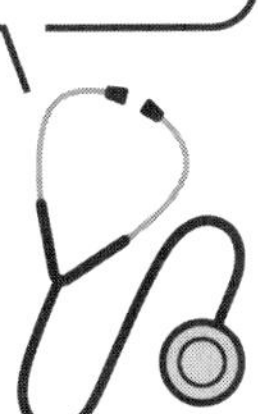

病気を早いうちに発見することで重症化を防ぐ。これも、予防医療の大事な考え方です。

ところが最近、とくに女性の方で「肌を見せたくないので、服の上から診察をしてください」と言う人が増えています。とくに、聴診のとき。服をめくらず、「服のうえから聴診をしてください」という女性の方がいます。絶対に見せたくない、と言わんばかりに、ボディスーツのような服を着てくる方もたまにいらっしゃる。

こうした患者さんが増えたからか、最近は医師の方から「服の上から聴診するので、服をめくらなくていいですよ」と言うケースも多いようです。

しかし、服の上から聴診すると、心臓の音はしっかり聞こえるものの、肺のほう

は少し聞こえにくくなる。肺の微妙な雑音を見逃す可能性が、どうしても増えてしまいます。

私自身も、服の上から聴診して、肺炎の雑音を見逃しそうになったことがありました。それ以降は必ず服をめくってもらうようにお願いしています。

医師のほうも、服の上から聴診すれば、患者さんが服をめくる時間を短縮することができて楽かもしれません。でも、患者さんにとっては、病気を見つけてもらう機会を自ら失っていることになるのです。

そんな医師がいたら、「先生、服の上からではなくて、ちゃんと聴診してください」と言っていいんです。

もちろん、医師は一日に何人も診察するので、脱ぐのに時間がかかる服ではなく、前にボタンがあるなどの聴診をしやすい服を着てきてもらえると、診察に使える時間が増えて、とてもありがたいことに変わりはありません。

実は聴診のとき、医師は心臓や肺の音を聞いているだけではありません。

私は、皮膚の表面に病気の兆候が出ていないか、何か病気につながる変化はないかを、聴診のたびにチェックするようにしています。

この習慣で早期発見できた病気もあります。たとえば乳がんです。炎症性の乳がんの場合、乳房の表面の皮膚がオレンジの皮のようにざらざらして、盛り上がりやくぼみが見られることがあります。いわば「がんのサイン」です。聴診のときに、この兆候を発見することができて、がんの早期発見、早期治療へとつながった患者さんもいます。

患者さんのわずかな変化を見つけたら、私は絶対に放置しないと決めています。しつこく「検査をしましょう」と伝える。しぶしぶ検査を受けてくれたら大腸がんが見つかった、なんて人も多いです。

電子カルテにメモをつけておいて、「気になる症状」「検査に行ったか」「先延ばしにするならどんな理由なのか」など、細かくメモしておく。そして診断のたびに、

「検査をしてくれ」と必ず言うようにする。

そのように、毎回しつこく言い続けることで、それまでは頑なだった態度が次第に素直になり、検査を受けてくれた事例もありました。

最近多いのが、健康診断のときに子どもたちが服を脱ぐのを嫌がるケースです。男の子も「服の上から聴診してほしい」と言うことがあります。

もちろん年ごろの子どもであれば、服を脱ぐのが恥ずかしいという感情があるのかもしれません。

しかし、恥ずかしいからといって服を脱がずに診断を受けるのは、子どもたちの将来を考えても大きな損失になると私は考えています。

たとえば子どもの健康診断では、不自然なあざがないか、虐待の様子はないかなども確認しています。

毎年診ていると、「あれ、おかしいな」といった変化に気づくこともできます。

あざや傷の多い子には、必ず声かけをします。虐待の兆候も、暴力やいじめを受けているといったことも、服の上から聴診をすると見逃してしまう可能性が高いのです。

また皮膚の状態を診ることで、アトピーやアレルギーがないかどうか、確認することができます。喘息がある子は、アトピーを合併することも多いのです。

もう少し保湿をしたほうがいい、などのアドバイスもしやすくなります。

私は、聴診のときに見せてくれたところは必ず見て、触れて、異常がないかどうか確認するようにしています。

だから、病院で診断を受けるときは恥ずかしがるのではなく、出すべきところは出したほうが、自分にとってもいいのです。医師に隠しごとをしても、何もいいことはありません。

健康診断とは、病院の受診の仕方を学ぶものでもあります。ですから、学校の先生には、なぜ服を脱ぐことが大事か、子どもたちにきちんと説明してほしい。

恥ずかしい盛りの女の子であっても、ブラジャーを上げて見てもらうことにどんな意味があるか。そうした受診の習慣を身につけておくことで、将来、若年性の乳がんを患ったときの早期発見につながる。

恥ずかしいからと隠していては、ひどくなるまで病気を見つけてもらえない。そんなリスクも知っておくべきだと思います。


服の上から聴診するケースも一例ですが、最近は患者さんからの要望を聞きすぎる医師が増えているように思います。

患者さんからの声を聞くことも大事ですが、医師のやるべきことがおざなりになってしまってはいけない。ときには患者さんを指導しなければいけない場面もあります。


そこを勘違いして、患者さんの言いなりになるのが一番、なんて思ってしまっては、医師としての役割を果たせないことになりかねません。

たとえば、患者さんから薬の長期処方を求められる場合があります。

長期で薬を出せば、患者さん側はいちいち病院に行く手間が省けるので、たしかに楽でしょう。

もちろん仕事などの事情があって、なかなか病院にかかれない患者さんの場合は、ひとまず薬を服用することを第一優先として、ある程度長い期間分の薬を出すこともあります。

ただ、定期的に病院にきたほうが、さまざまな変化を発見することができます。

「あなたはまだこのような問題があるので、もう少し短いスパンで病院にきてください」といったことは伝えるようにしています。

医師である私の都合ではなく、患者さんにとって本来、何が一番いいのか。

そうした一人ひとりのことを考えてアドバイスすることが大事だと考えています。

ただし、医師も患者さんも人間です。

アドバイスされたことで「嫌だな」と感じる人もいるでしょう。

たとえば、新しくかかった医師に、従来受けてきた治療とはまったく違う方針を提示されたら、患者さんも不審に思って、医師に反発しやすい。そういった場合は、いきなりがらりと変えるのではなく、やんわりと少しずつ軌道修正していくこともあります。

長期で通ってもらい、変化を確認していくためには、医師と患者との信頼関係を築くことが必要だからです。

信頼関係を築きながら、言うべきことは伝えていく。

たとえば骨粗しょう症の患者さんで、注射などの治療を提案したとき、「これまでは飲み薬だけだったし、近所の人からも『飲み薬があるならそれでいいじゃないの』とアドバイスを受けた」なんて言って、治療を拒否しようとする人がいます。

そういう人には「あなたの骨密度はこんな値で非常に低いから、これまでの薬だけではだめなんです。今はこの治療法にするべきなんですよ」などと、しっかり説明します。

信頼できる、かかりつけ医を見つけられるかどうかは、たしかに運に左右されるところも大きいとは思います。選択肢のないへき地のように、住んでいる地域であらかた決まってしまうこともありますから。

ただ、あえて言うなら、説明が好きな医師や、「なぜこの治療をするんですか？」と聞いたときに明確な答えが返ってくる医師を選ぶといいでしょう。しっかり患者さんに説明できるくらい学んでいる医師なら安心です。

患者の要望がそのまま通ってしまうよりも、医師から提案や指導があること。疑問に思ったことはきちんと説明してもらって、納得して治療を受けられること。

そうした積み重ねで医師と患者の信頼関係ができていくのです。

家族がクレーマーになってはいけない

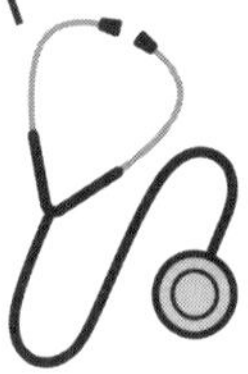

患者さんの言いなりになってはいけませんが、患者さんの声を聞かなくていい、という話でもありません。

最近は病院もインターネット上でレビューを書かれる時代です。見ると、どの病院もひどいコメントばかり……なんてことも珍しくありません。満足している人は、わざわざレビューを書かないことも多いですからね。

そうした不満の声にも目を通し、院内で情報を共有して、改善策を考える。変えられるものは変えていく。そうした姿勢が、患者さんに信頼されることにもつながっていくはず。

ですから私は、「星１つ」の評価も大歓迎です。耳の痛い話にも、耳を傾けていきたいと思っています。

なかにはクレーマーのような患者さんもいて、私がきつく注意したこともありました。

たとえば病院の職員に理不尽な文句をつけたり、絡んできたりする場合です。ただし、医師として「だから診ない」ということではありません。

どんな人でも、困ったときや命に関わるようなときは、患者さんとして受け入れようと思っています。

ただひとつ、例外があります。それは、患者さんの家族がクレーマーの場合です。

あるとき、患者さんのご家族が病院に文句を言いにきたことがあります。

その方は医療関係者だそうで、私が患者さんに対して、予防のための生活指導をしたことが気に食わなかったようです。

「うちの病院の先生なら、そんなに厳しいことは言わない」「うちの病院なら、患者さんはみんな、いつもニコニコして帰っていく」などと不満をぶつけられました。

その話を聞いて、「患者さんがいつもニコニコして帰っていく、というのは何かおかしくないだろうか」と思いました。

私はときに厳しく患者さんに指導したり、怒ったりすることもあります。そういうとき、患者さんは少し元気がなさそうに帰っていく。

でも、実際に私が言ったことで体によい変化が現れるので、患者さんも理解してくれて、また診察を受けにきてくれるのです。

患者さんがニコニコして帰っていくのがいいことなのか?

それは、患者さんの話を聞くだけで、医師は何もしていないのでは?

そんな考えが頭をよぎりました。

このときはどれほど説明しても、患者さんの家族が私のやり方を否定してこられたので、仕方なく「わかりました、それでは私はもう診ることができません」とお伝えしました。苦渋の決断でした。

患者さん本人ではなく、家族が口を出してくることでトラブルになる例はよくあります。しかし病院でトラブルを起こしたら、患者さん自身が、その病院に行けなくなってしまいます。トラブルになった先生は、恐らく二度と診てはくれないでしょう。とくにへき地に住んでいて、患者さんの家族が病院と揉めてしまうと、大変です。行く病院がそこしかないのに、非常に行きづらくなってしまう。

だから患者さんの家族は、病院でクレーマーになってはいけないのです。子どものことだと冷静になれない、不安が募ってしまう親御さんも多いかもしれません。その場合もクレーマーになるのではなく、まずは医師の話をきちんと聞いて、わからないことは質問し、ちゃんとコミュニケーションを取ろうと心がけてみてください。そのうえで医師からの返答が納得できない、いまいち自分に合わないと思ったら、そっと病院を変えればいい。

クレームをつけるのではなく、まずは質問してほしいなと思います。

ひとりの医師が定期的・長期的に診ることで、軽微な変化やわずかな病気の兆候に気づきやすいと話してきました。

新型コロナウイルスの流行で、身近なところにかかりつけ医をもっておきたいと考えるようになった人もいると思います。

ところが「少しでも、いい医師に診てもらおう」として、ドクターショッピングをしてしまう患者さんもいます。

ドクターショッピングとは、最初に行った病院の診察に満足がいかず、別の病院に行ったけれどここも納得できず、次の病院へ……と、いろいろな医療機関をわたり歩くことです。

ドクターショッピングをすることによって、いい医師に巡り合える可能性は、もちろんあります。

一方で、あまりよくない医師に出会ってしまうといったケースも。

たとえば手術をする必要がないのに、自分の実績のためにやたらと手術をすすめてくる医師など、世のなかにはいろいろな医師がいます。なので私は、むやみやたらにドクターショッピングをすることをおすすめしません。

そして、この人は信頼できると思える医師に出会えたら、長いお付き合いができるように、その先生としっかり対話をしてみてください。

第4章

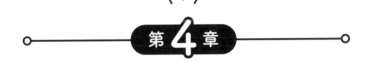

これからのへき地医療について

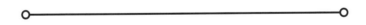

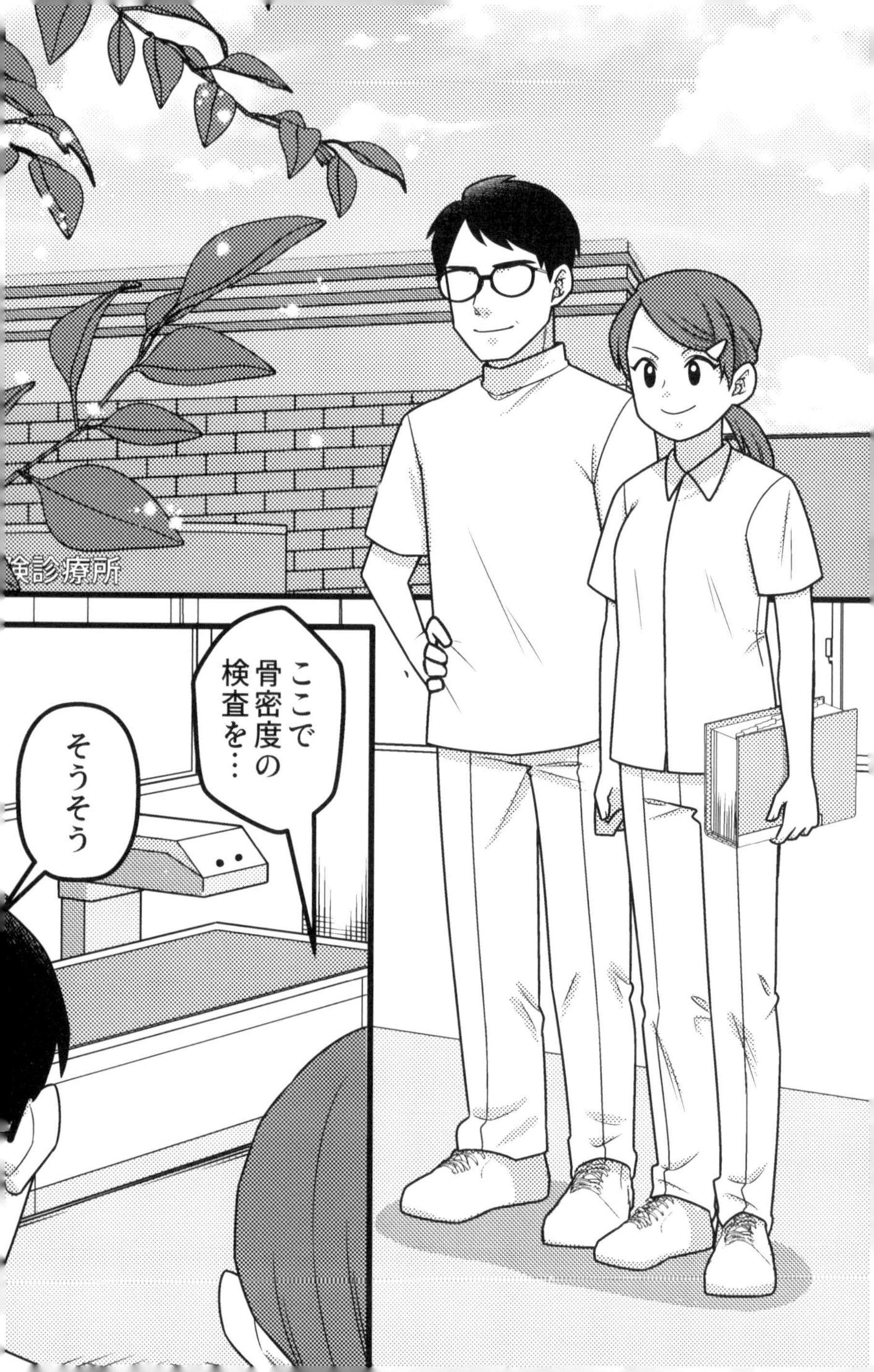
検診療所
ここで骨密度の検査を…
そうそう

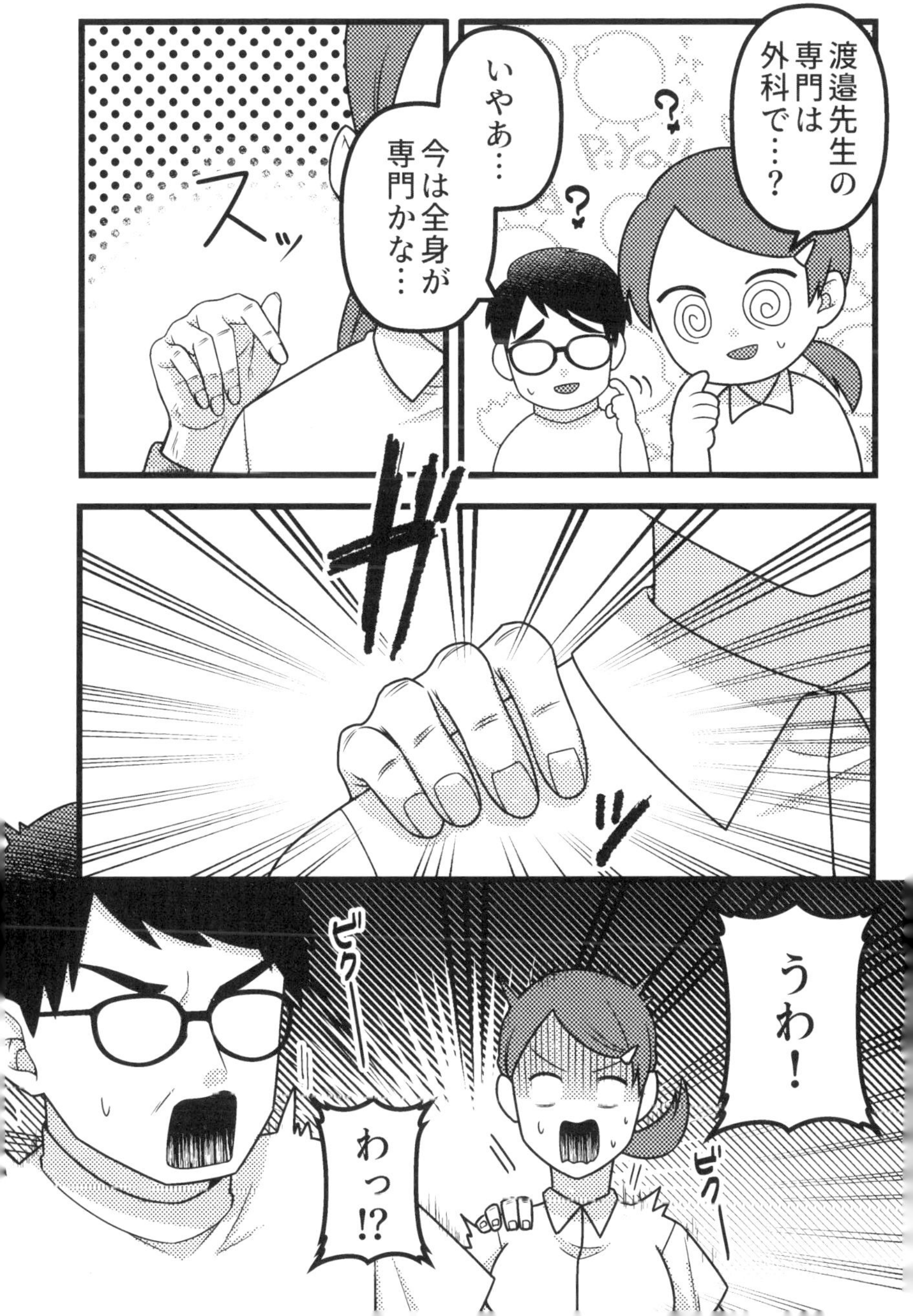
渡邉先生の専門は外科で…？
？
？
いやあ…今は専門かな…全身が
スッ
ガッ
ザ
ビクー
うわ！
わっ!?
ビクー

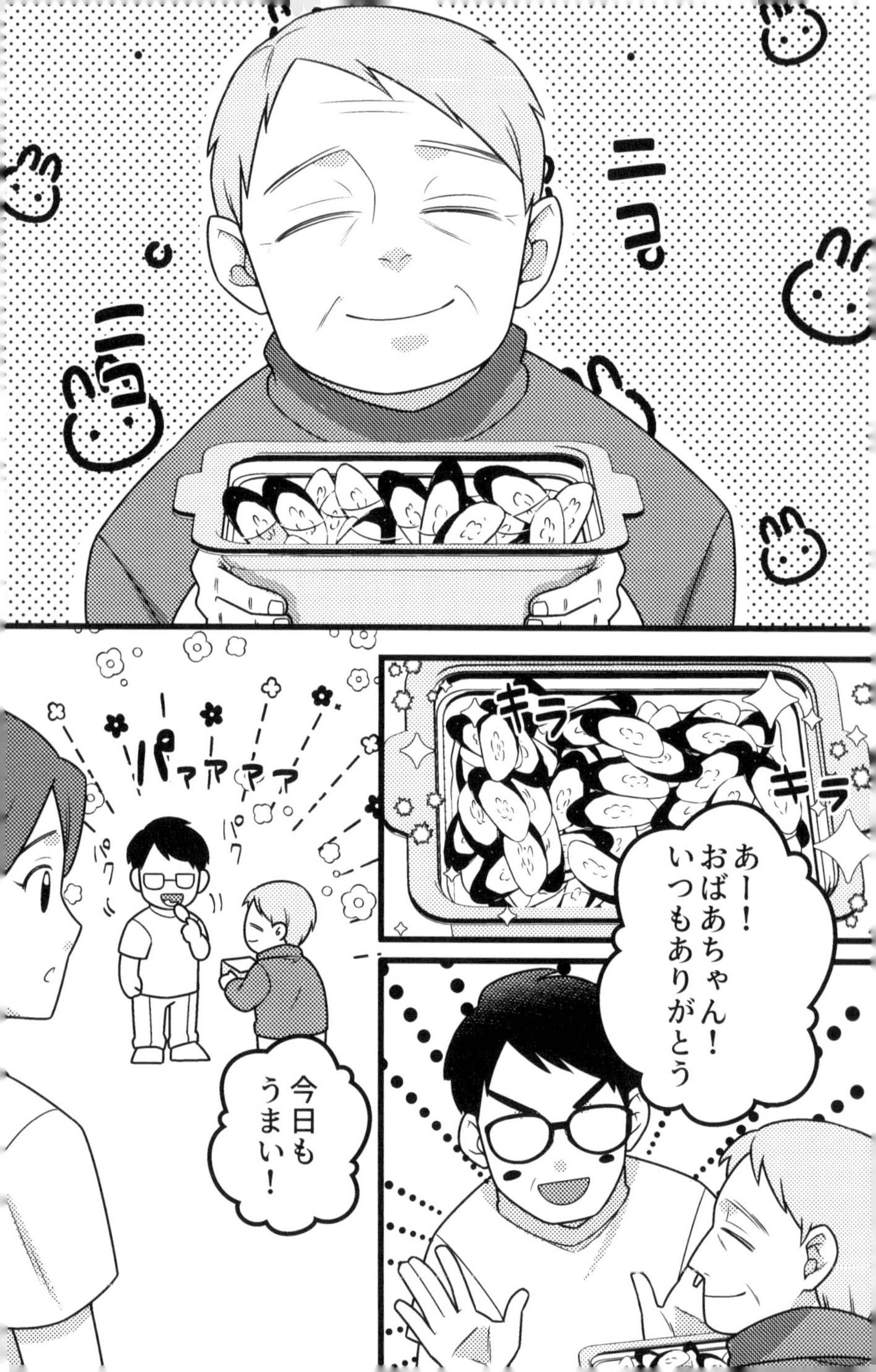
ニコ
ニコ
キラ
キラ
あー！おばあちゃん！いつもありがとう
パァアアア
パク
パク
今日もうまい！

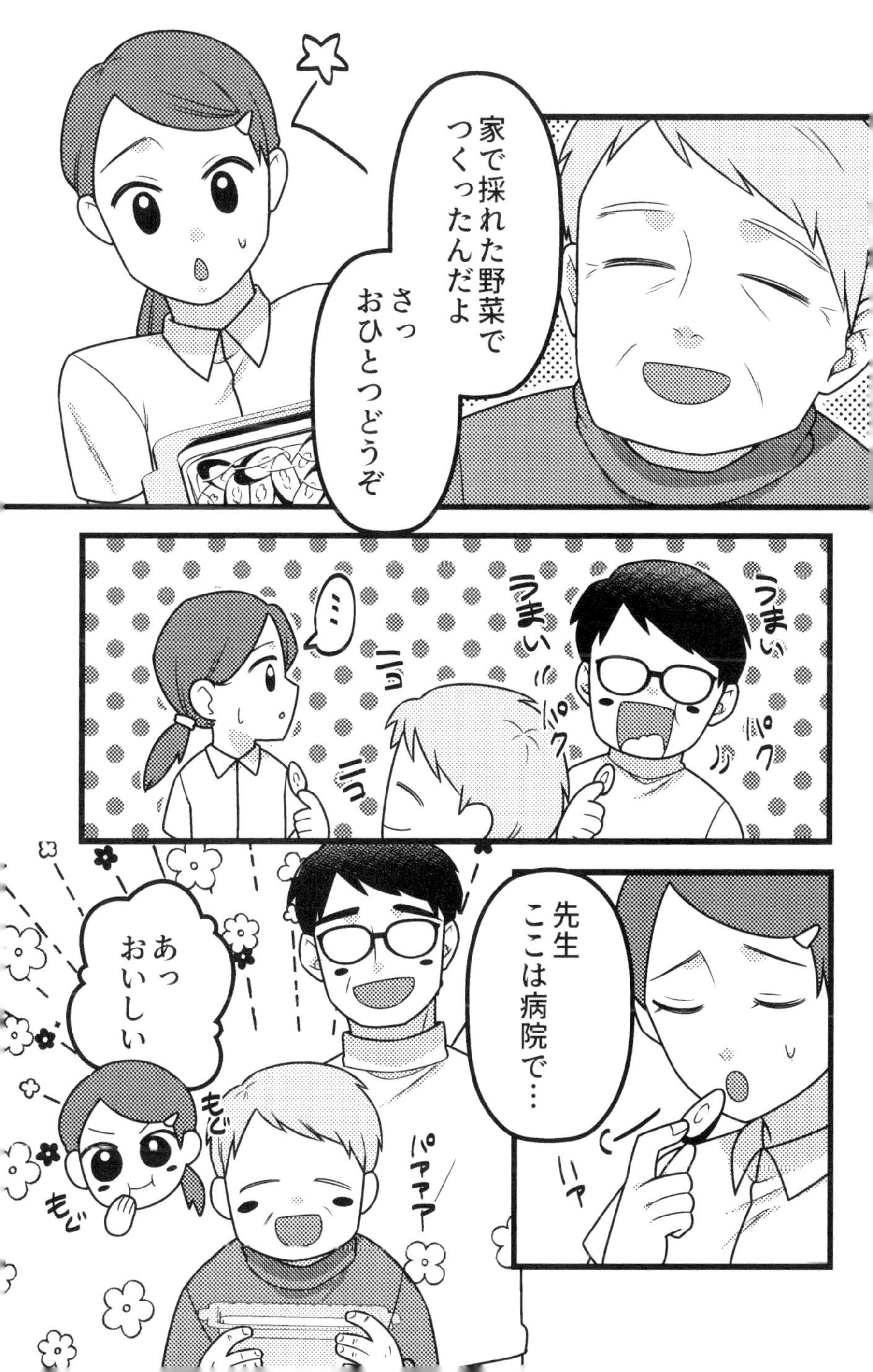

家で採れた野菜でつくったんだよ
さっ おひとつどうぞ
…
うまい うまい
パク パク
ニコ ニコ
先生 ここは病院で…
いや
あっ おいしい
もぐ もぐ
パァァァ

えりもから安平町へ開業の挑戦

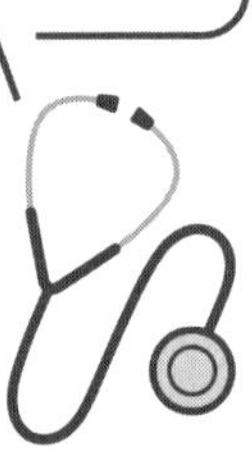

気がつけば、えりもの診療所に赴任してから7年が経っていました。

「攻めの予防医療」の成果は、目に見えるかたちで現れています。

脳出血や脳梗塞、心筋梗塞を防ぐために、原因となる生活習慣病などの治療に熱心に取り組んだ結果、救急搬送が必要な患者さんの数を減らすことができました。

また、骨粗しょう症の治療に取り組んだことで、骨折患者さんの数も減少。

独自の体操を広めたことで、昆布漁で膝を悪くした高齢の患者さんたちの症状も軽減することができました。

しかしそのころ、私は次なるスタートを切ろうとしていました。

えりもの診療所を辞めて、北海道の別の土地で開業するという決断をしたのです。へき地医療に真剣に向き合って7年、どうしてえりもの地を去る決断をしたのか。その理由のひとつに、地域行政側との関係の変化があります。

これもへき地で医療従事者として働くことの現実的な側面だと考えて、率直にお話することにしましょう。

当時、えりもでは町長が代わるなどの行政の体制変更がありました。そこで生まれた新体制と、診療所の所長である私との折り合いがなかなかつかなくなってしまったのです。

もともと私は前町長から声をかけてもらい、どこかの組織に所属するかたちではなく、ひとりで診療所に赴任してきました。

こうした働き方を選んだことで、地域の行政や政治的な思惑からの影響を受けやすかったとも言えるでしょう。

そうしたこともあり、新たな地でスタートを切ることになったのです。

「2、3年は、へき地医療を経験してみるのもいいいかな」

当初は、そんな軽い気持ちで北海道に足を踏み入れた私。

しかし、えりもの診療所で、すべての患者さんを受け入れた経験から、「開業するなら、周囲になかなか病院がないような場所にしよう。そこで引き続き、専門診療科にとらわれない、全身を診る医者として患者さんと向き合おう」と考えるようになっていました。

そこで私が選んだのは、同じ北海道の安平町早来《はやきた》というエリアでした。

ちょうど医院を手放したいという院長と出会い、安平町にあるクリニックを引き継ぐかたちで承継開業することになりました。

安平町は千歳空港から車で20分。空港が近いわりに交通の便が悪く、車がないと生活できないような場所です。

再び、縁もゆかりもない土地で、挑戦をすることにしたのです。

それからは、慣れない病院経営に試行錯誤する毎日です。建物のメンテナンスや人材確保、お金の管理など、雇われ所長のころとは違う立場で、病院経営のすべてに関わることになりました。最初は大変でしたが、勉強しながらさまざまな危機を乗り越えて、現在に至っています。

えりもでの日々で知った、地域医療の課題。予防医療の大切さ。これまでの経験を生かしながら、さらに効果的な予防医療をこの地で提供していこう――。

そう覚悟を決めて、歩き出したのです。

一般の病院が、へき地に医師を派遣する仕組みを

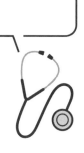

行政との折り合いがつかず、えりもの地を去ることになったときに私が痛感したのは、個人でへき地に飛び込むことのリスクです。

これは、これからのへき地医療を考えるうえで大事なテーマ、「へき地への医師派遣は、誰が担うべきか」につながる話です。

私の場合は、どこかの病院からの派遣でへき地に行ったのではなく、個人として診療所に勤務していましたが、すでにお話しした通り、個人で行くことにはリスクがあります。

私が経験したように、その地域の政治的なしがらみに巻き込まれてしまう可能性

があることも、リスクのひとつと言えるでしょう。

大学病院のなかにある医局からへき地に医師を派遣する場合は、数年ごとの交代制になっているケースが多いと思います。

ただし個人で行く場合は、基本的には自主的に退職しない限り、交代はありません。その地域に住む人たちにとっても、退職で突然医師がいなくなるのはリスクになります。

こうした理由から、本来であればへき地への医師派遣は、医局が担うのが望ましいでしょう。


しかし昨今は、なかなかそうはいかない事情があるのです。

以前は、医学部卒業生の多くが、専門科を決めて大学病院に勤務していました。しかし、厚生労働省による新医師臨床研修制度によって、研修医が研修先として大学病院以外の病院を選択するケースが増えています。

このため、大学内の医局で十分な数の医師が確保できなくなり、医局から地域へ医師を派遣することも難しくなりつつあるのです。

大学病院が地域への医師供給を担えなくなっているのだとしたら、今後は市中の病院がその役割を担っていくべきではないでしょうか。

たとえば大きな病院から、地域医療に何名か、2、3年の期間で派遣し、交代制とする。

ひとつの病院だけではなく、いくつかの病院が集まって、派遣と交代の仕組みをつくってもいいでしょう。

医師としてのキャリアのなかに、数年、地域医療に携わる期間がある。このことは、医師にとって実地でさまざまなことを勉強する機会になります。

ひとつの専門分野だけではなく全身トータルで診る経験ができる。

医師の教育の観点からも、市中の病院がへき地に医師を派遣するメリットはあるはずです。

また、へき地で医療に携わりたいと思った医師の方は、組織に属した状態でへき地に行くことをおすすめします。

たとえば、私の病院に所属してもらい、別のへき地に赴任するといった方法を採ることもできます。

私はへき地医療でさまざまな経験をしているので、私の病院が赴任先の地域との間に入って、交渉することもできるかもしれません。

組織からの派遣というかたちで、へき地に行く利点は、ほかにもあります。

たとえば、休みを取りたいときに、代わりの人を呼びやすいことがあります。

土日を休日として、週4、5日勤務するくらいの働き方が適性だと私は思っています。

しっかり休日が取れるような体制を組織につくってもらうことも重要です。

へき地に赴任して3年くらい経つと、へき地医療のスペシャリストになる準備が整います。その後何科を専門にするとしても、役に立つ知識が得られる。

そして何より、「医師になってよかった」と思える経験ができるはずです。

医師としてのキャリアのうち3年くらいは、へき地医療に力を注いでみる。多くの若い医師たちがそうした働き方を選べるよう、医師派遣の仕組みも整えていくべきだと私は考えています。

連れていく家族を、孤立させないために

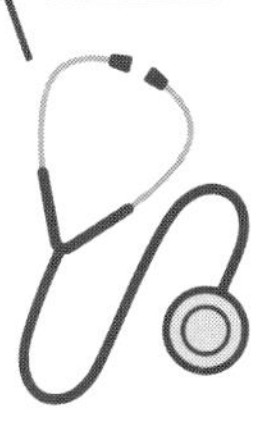

へき地で働くにあたっては、その地域での暮らしを楽しめるかどうかも、大事なポイントです。

雄大な自然や観光スポット。都会にはなかなかない、人と人とのつながり。地域ごとの特色や魅力があり、そこには都会ではなかなか味わえない豊かさも見出《みいだ》すことができるでしょう。

たとえば小さなお子さんがいる家庭では、子どもを自然のなかでのびのびと育てたい、と思う方もいるでしょう。そんな子育ての時期に数年、地方での暮らしを楽しむといった選択肢も大いにあると私は思います。

一方で、縁もゆかりもない地域にいきなり移住して暮らすのですから、地域に溶け込めるのかどうか、ちゃんと暮らせるのかどうか……、と不安に思う気持ちもわかります。

私はへき地での生活が長く、さまざまな経験を積んできたので、家族で引っ越してくる医師には、地方での暮らしについてアドバイスをすることもあります。

たびたびあるのは、派遣された医師についてきた家族が、地域での人間関係をうまく築けず、落ち込みがちになってしまうといったケースです。

地域に溶け込むには、移住してきたときに、その地域のことを教えてくれる人のサポートが必要です。

私のときは、診療所の事務長さんやその奥様が、「困ったらここに行ったらいいよ」「買い物はここでするといいよ」など、その地域のことを教えてくれました。

地域の人たちが集まる場があると私たちにも声をかけてくれました。

それで自然と、ほかの人たちともコミュニケーションができる機会が生まれました。

最初は、その地域のことをよく知っている人に、いろいろ聞いたり、町の人たちを紹介してもらったりするのがいいのではないかと思います。

医師の働き方が週4、5日勤務になっていれば、休日を使って、家族でその地域を楽しむこともいいでしょう。

私も北海道のさまざまなところに、休日を使って家族で足を運び、北海道のことがどんどん好きになりました。

子どもが大きくなってくると、教育の問題が出てきます。

へき地は都心とは違い、近くに通える塾がない、といったケースも多いです。

しかし、今はオンライン教育が充実してきているので、地方でも都心と変わらないレベルの教育を子どもに受けさせることが、以前より簡単になっています。

へき地医療に携わる人が増えてほしい。これは私の願いです。

そして、へき地医療に関わる人材を増やすためには、そこに赴任した医師とその家族が「ここでの暮らしは楽しかった、いい思い出になった」と思って帰ってもらうことが重要だと思っています。

「二度とへき地は嫌だ」なんて思われることはないようにする。これは、次に続く人のために大事なことです。

振り返って「いい思い出になった」と思えるためには、同行する家族のケアも疎かにしてはならないと思うのです。

医師として、真の「レベルアップ」ができる場所

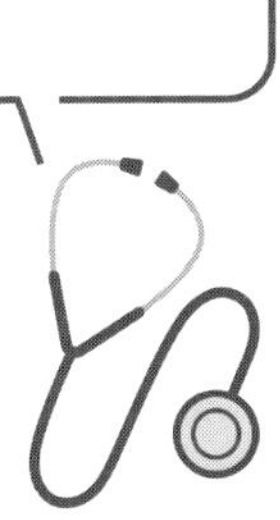

もしあなたが若い医師や研修医で、「都会でないと、医師として自分のレベルを上げられない」と思っているとしたら、それは違います。

都会の病院、しかも大きな病院であれば、最新の医療機器や設備が揃っていることでしょう。珍しい症例の患者さんを受け入れることもあるかもしれません。

ですが、最新の医療機器が使えることや珍しい症例を知っていることだけが、医師としての真の「レベルアップ」であると言えるでしょうか？

講習などで私はよく、「へき地に3年もいれば、ほぼ何でもできるようになる」といった話をします。

大きな病院の場合、治療は何人かによる連携プレーでおこないます。悪い捉え方をしてしまえば、自分が「歯車のひとつ」として動いているかのように思えてくることもあるでしょう。

たいていの病院は細かな専門の科に分かれており、自分の専門以外の症例を診ることはほとんどありません。

患者さんを目の前にしても、自分の専門外の治療については、ほかの科の先生に「お願いします！」とパスすることができる。

たしかに、一分野のスペシャリストになることはできるかもしれません。

しかし、それは裏を返せば、「これは私の専門ではないので」と言い訳して逃げることができてしまう状況ともいえるのではないでしょうか。

へき地医療は違います。誰にもパスすることはできません。

あなたが逃げてしまったら、その患者さんは行き場を失うのですから。

どんな症状であれ、たとえ専門外であれ、医師として、まずは一度ちゃんと、目の前の患者さんを診てみる。

そうした医師としての基本中の基本に立ち戻り、取り組むことができるのが、へき地医療や地域医療の現場のいいところです。

大きな病院で歯車のように働いていたら、その患者さんを「パーツ」としてしか診ることができなくなるかもしれません。パーツとして診ることに慣れてしまえば、患者さんと自分が一対一の人間同士だというふうには思えなくなる。

でも、人間の身体は本来、全身がつながっているもの。部分ではなく全身を診ることによってわかることがあります。

専門ごとに医師が豊富にいるわけではない環境だからこそ、病気や症状の一面を診るのではなく、ひとりの人間として患者さんを診ることができる。

そして、自分ひとりの実力で、患者さんの治療にあたらなければいけません。

いま医療施設にあるもの、限られた医療資源のなかから工夫して、できうる限りのことをやる。通常ならひとりでは対処しない病気や怪我に対しても、まずは受け入れて状態を診るのです。

そうやって、自分ひとりで考え、自分の実力だけで何でも対処していると、患者さんから学ぶことがたくさんあると気づきます。

町にある病院はひとつだけ。そんな環境では、自分のした治療に対しての結果が見えます。常にフィードバックをもらえる環境なので、それをうまく利用することで自分の医療レベルを上げることができるのです。

研究が好きな人にとっても、へき地は魅力的な環境だといえます。

自分がおこなった治療や患者指導に対して直接的にレスポンスやフィードバックを得やすい環境で医療を提供していると、研究する材料が現場にたくさん転がっていることに気づきます。

実際、さまざまな治療をおこなっていると、傾向が見えてきます。

たとえば第3章でお話しした、骨密度を測ることで骨折を予防したケース。まめにＹＡＭ値を計測することによって、ＹＡＭ値と骨折の種類・パターンの傾向がつかめてくる。

そうすると、骨粗しょう症に対する治療のときも、「あなたはこれくらいの値だから、こんな骨折のリスクがある。これをふまえて、今、必要な治療は……」と、裏付けを持って患者さんに治療をすすめることができます。

「論文に書いてあるから」ではなく、自信を持って自分の言葉で患者さんに話すことができるようになるのです。

さらに、さまざまな症例の患者さんを診て、自分の治療に対するフィードバックをもらえるため、論文に書かれていないことにまで気づくことがあります。

こうして自分の医療レベルを上げていくことができるのです。

だから、へき地医療は面白い！

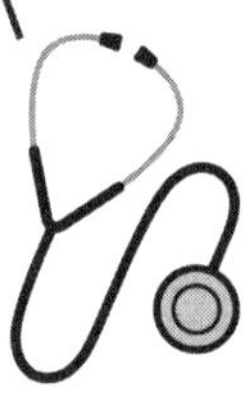

へき地医療に携わることは、医師にやりがいをもたらしてくれます。へき地に行くと、地域の人たちとの関わりが自ずと深くなります。診療所にやってくる患者さんたちには自然と親しみが湧くし、次第に自分の家族のように感じられるでしょう。

ちなみに、よく「医師が十分にいない環境で、自分ひとりで治療にあたり、患者さんから万が一、訴えられるようなことがあったらどうしよう？」と心配する人がいます。でも実際は、患者さんたちと医師との間に人間関係があれば、そうそう「突然訴えられた！」といったことは起こりません。

へき地に住む人にとって、医師は非常に大事な存在。自分勝手な不平不満を訴えて、医師が病院から去らざるをえないような状況にしてしまえば、大事な医師を失って困るのは自分たちです。

だからか、へき地に住む人たちは、医師をとても大切にするし、頼りにしている。それを実感するので、医師のほうも「期待に応えたい」と張り切ります。やりがいや勉強する意欲も出てくるというものです。

へき地に住んでみてよかったと思うのは、人間本来の生き方に近いような暮らし、たとえば働いて、作物をつくって、みんなで分け合って食べるといったような生き方を体験できたことです。

たとえば、えりもの診療所にいたときに、いつも私に自家製のお漬物を持ってきてくれるおばあちゃんがいました。漬物をつけるのが本当に上手で、とてもおいしいんです。

ほかにも、自分の畑で採れた野菜や果物を、私に持ってきてくれる人もいました。みんな、私のところに食べ物を持ってきてくれるとき、とても嬉しそうで、いい顔をしています。漬物をつけたり、野菜を採ったり、昆布を採ったり……。

自分たちの手でつくったもの、手に入れたものを食べる。そうした喜びを生きがいにしている姿、楽しんでいる姿を見るたびに、「ああ、ここに住んでいる人たちは、なんていい生き方をしているのだろう」と思うのです。

そうした人たちの健康を自分が守るんだ、と思う気持ちが、私自身の生きがいにもつながりました。

自分の親や兄弟、子や孫のように、患者さんたちと接するようになったのも、地域に住んでいる人たちが私を受け入れてくれたからです。

そして、長く、定期的に付き合っていくような、医師と患者との信頼関係を築くことができたのです。

私は学校医もやっているのですが、長く地域の学校医をやっていると、最初はよちよち歩きの赤ちゃんたちの予防接種から始まり、だんだん大きくなっていく姿を継続して見守ることができます。大きくなった様子を見ると、「ああ、成長したな」と嬉しくなります。

患者さんや地域の人たちと「人間に向き合っている」と実感できるようなかたちで関われるのが、とても楽しい。

だから、へき地医療は面白いのです。

患者さんから見た「へき地医療」

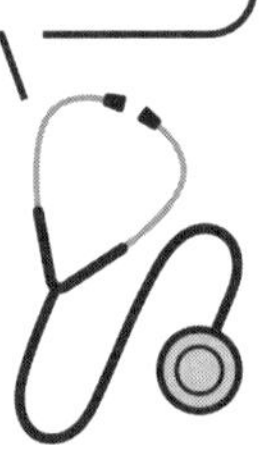

さて、ここまで医師の視点から見た、へき地医療に携わる楽しさやメリットを書いてきました。今度は、患者さん側からの視点でへき地医療を考えてみましょう。

近年は、「田舎へ移住したい」という人たちも増えているようです。

会社を定年退職し、自然豊かな地で好きなことをして暮らしたい人。リモートワークが普及したことで必ずしも都会にいる必要がなくなり、自分の好む環境を求めて移住する人……。

そのような人たちにとって、へき地の医療事情はプラスに働くのでしょうか、それともマイナスに働くのでしょうか。

都会から移住した患者さんにとっては、最寄りの病院が遠く、地域全体の医療資源も限りがあって、怪我や病気がともすると一大事につながりかねないへき地の環境は、都会の医療環境に比べて不便で不足していると見えるかもしれません。

たしかに、医療資源は限られています。

そのため、へき地では特に日々の予防が大事だと前の章でもお話ししてきました。

しかし、へき地ならではの利点もあります。

実は、都会の病院に比べてたらい回しに合わず、病気発見から治療に至るまでのスピードが速いといったことは、へき地の利点のひとつです。

たとえば、がんが見つかったような場合。

大きい病院にいきなりかかることが難しいだけでなく、大きい病院で診てもらえたとしても、まずは診察を受けて、検査の予約をして、別日に検査を受ける。さらに別日に結果を聞きに行って、そこで手術の予約を取って……、と実際に治療に入るまでに何日もかかることになるのです。
なぜそうなるかというと、大きな病院は小回りが利かないことが多いからです。検査を受ける患者さんの人数も多く、検査を担当する医師と手術を担当する医師が違うことは日常茶飯事なので、それぞれの専門分野にパスをしながら診療を進めていくことになります。

しかし、へき地で働く私の場合は、このパスの回数を限りなく少なくすることに力を入れています。それができるのは、診断や検査といった工程ごとに、医師や窓口を分けて交代する必要がないからです。
病気の疑いがあるとわかったら、ひとまず検査をして結果を確認する。ここまで一気に私がやってしまい、あとは手術が可能な専門病院に行って、手術を受けてください、といった進め方ができます。

こちらのほうが最短の日数で治療に至ることができるというわけです。

また、「頭痛もあるし、膝も痛い……」と複数の分野で診療を受けたい場合、大きな病院だと専門の科ごとに診断を受けなければいけません。

症状によっては、何科に行けばいいか迷ってしまう場合もあるでしょう。小回りが利いて、医師が全身をトータルで診ている病院であれば、一度に診断してもらうことができます。

何でもかんでも、「大きな病院で診てもらったほうがいい」というわけではないのです。そういう意味では、へき地の医療事情は悪いことばかりではないと言えるでしょう。

おわりに

私がへき地医療に携わるようになってから、約15年が経ちました。

最近は「へき地医療に興味があるものの、自分にできるか不安」といった医師や研修医の方たちの声を聞くことがあります。

「興味はあるけれど自分にできるかわからない……」

そんなことを思っている方に、私が一番伝えたいこと。

それは、「百聞は一見に如かず」です。


医師の少ないへき地医療は責任が重そうだ。

地方で暮らすのはなんだか人間関係が大変そうだ。

北海道は寒そうだ……。

そうイメージを膨らませている人ほど、実際の現場を見たことはない、といった場合がほとんどです。

ぜひ、見にきてください。

へき地でおこなわれている医療がどんなものか。

地域の医療に一生懸命携わっている人たちの姿。

そして、そこで医師と患者さんがどんな暮らしをしているか。

医療従事者の方、学生さんなど、興味のある方はぜひ私のクリニックにいらしてください。

――へき地医療は面白い！

実際に見にきてもらえたら、この言葉の意味を、きっと、理解していただけるのではないかと思います。

そして、ぜひ本書を読まれた感想を直接聞かせてください。

FacebookやInstagramから、ご連絡いただけたら嬉しいです。
最後まで読んでいただき、ありがとうございました。

◀ Facebook

◀ Instagram

カバーデザイン ………… 城 匡史
本文デザイン・DTP ……… 荒 好見
マンガ ………………… りょう ぱな子
協力 …………………… アミューズメントメディア総合学院 AMG 出版
編集協力 ……………… 塚田 智恵美
校正 …………………… 株式会社 RUHIA

［著者略歴］
渡邉覚文（わたなべ・あきふみ）
医療法人社団並木会　渡邉医院　院長
防衛医科大学校卒業。自衛隊中央病院、防衛医科大学校病院第一外科に勤務。その後米国に留学。１年間米軍で過ごし前線医療を経験し、特殊作戦部隊の衛生を学ぶ。帰国後に陸上自衛隊特殊作戦群の衛生部門の立ち上げに携わり、自衛隊中央病院外科に勤務しイラク復興支援群にも参加。その後、新東京病院を経て、2008年4月からえりも町立国保診療所に赴任。えりもでの診療を必要とする全ての患者さんを受け入れる経験から地域全体の予防医療にも取り組む。2015年9月より安平町早来に、渡邉医院を開業。えりもで培った全ての患者さんを受け入れる精神をもとに専門診療科に捉われない全てを診る診療を心がけている。

元《もと》・陸上《りくじょう》自《じ》衛隊《えいたい》特殊《とくしゅ》作戦群《さくせんぐん》医官《いかん》が、雪国《ゆきぐに》にいったら、毎日《まいにち》が医療《いりょう》ドラマみたいだった件《けん》。

2023年4月1日　　初版発行

著　者　　渡邉覚文

発行者　　小早川幸一郎

発　行　　株式会社クロスメディア・パブリッシング
〒151-0051 東京都渋谷区千駄ヶ谷4-20-3 東栄神宮外苑ビル
https://www.cm-publishing.co.jp
◎本の内容に関するお問い合わせ先：TEL（03）5413-3140／FAX（03）5413-3141

発　売　　株式会社インプレス
〒101-0051 東京都千代田区神田神保町一丁目105番地
◎乱丁本・落丁本などのお問い合わせ先：FAX（03）6837-5023
service@impress.co.jp
※古書店で購入されたものについてはお取り替えできません

印刷・製本　　株式会社シナノ

©2023 Akifumi Watanabe, Printed in Japan　ISBN978-4-295-40809-3　C0095

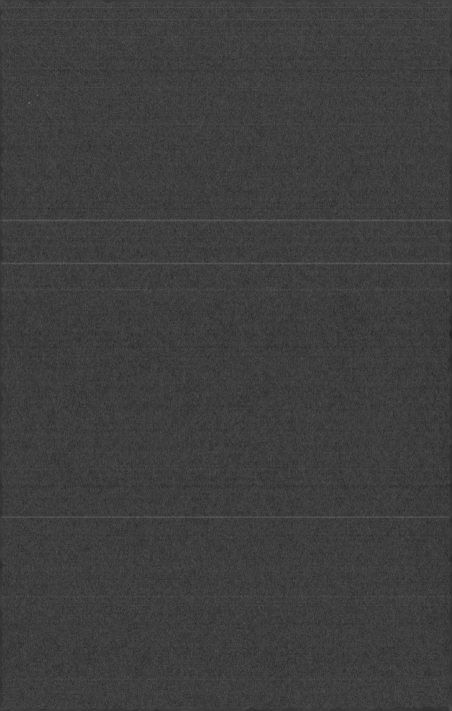